Nấu ăn Sous-Vide

Công Thức Sáng Tạo Cho Món Ăn Hoàn Hảo

Nguyễn Thị Thu Hương

2

Mục lục

Canh gà 10

Sốt hành Pomodoro 11

ớt xay nhuyễn 12

gia vị ớt jalapeno 13

nước dùng 15

Dụng cụ bóc vỏ tỏi húng quế 17

Sốt balsamic mật ong và hành tây 18

Nước sốt cà chua 19

canh hải sản 20

Súp cá 21

Sốt mù tạt-măng tây 22

dự trữ rau 24

Phô mai Tabasco Tỏi Edamame 26

Đậu Hà Lan xay nhuyễn của Herby 27

Khoai tây nghiền nướng với cây xô thơm 28

Măng tây bơ với húng tây và phô mai 30

Củ cải thơm ngon với men mật ong 31

Sandwich phô mai cà chua và kem 32

Salad củ dền hạt điều và kem phô mai 34

Tiêu phô mai với súp lơ 36

Súp kem bí ngô mùa thu 38

Súp khoai tây cần tây và tỏi tây 40

Salad bắp cải chanh với nam việt quất 42

Bắp cam sốt cà chua 43

3

Gừng Tamari Brussel mầm với mè 45

salad củ cải đường.. 47

tỏi xanh với bạc hà 49

Cải Brussel trong rượu vang trắng 51

Salad củ dền và phô mai dê................................. 52

Súp lơ bông cải xanh.. 54

Hoặc đậu Hà Lan với bạc hà................................. 56

cải bruxen trong xi-rô ngọt.................................. 57

Củ cải với phô mai thảo mộc 59

bắp cải om balsamic... 60

cà chua luộc.. 61

xúp rau.. 62

Súp cà chua... 64

củ dền nướng... 66

Cà tím Lasagna 67

Súp nấm... 69

Risotto Parmesan chay 71

súp xanh 72

Súp rau tổng hợp 74

hoành thánh hun khói 76

Món cơm hạt diêm mạch và cần tây 77

Salad củ cải và húng quế 79

hỗn hợp ớt.. 80

Quinoa Củ nghệ Rau mùi..................................... 81

Oregano đậu trắng... 82

Salad khoai tây và chà là 83

hạt tiêu.. 85

4

Hỗn hợp rau và nho 86

Một bát đậu xanh và nấm bạc hà 87

rau caponata 89

Cải Thụy Sỹ chiên chanh 90

Rau củ xay nhuyễn 91

Bắp cải và hạt tiêu trong nước sốt cà chua 92

Món cà chua đậu lăng với mù tạt 93

cơm thập cẩm paprika với nho khô 94

súp sữa chua 95

bí ngòi bơ 97

Tương ớt gừng với cà ri và quả xuân đào 98

Khoai tây Russet Confit với Rosemary 100

Cà ri lê và kem dừa 101

Bông cải xanh mềm 102

Trái chà là ngon và tương ớt xoài 103

Salad đậu xanh quýt với các loại hạt 105

Kem đậu xanh nhục đậu khấu 106

Bột bông cải xanh dễ dàng 107

Súp bông cải xanh với ớt đỏ 108

Miso ngô ớt với mè và mật ong 110

Gnocchi kem với đậu Hà Lan 112

Salad mật ong và rau arugula 113

Cua sốt bơ chanh 115

Cá Hồi Nhanh Miền Bắc 116

Cá hồi sốt mù tạt ngon tuyệt 117

Cá ngừ sốt mè gừng 118

Cơm cuộn cua tỏi chanh 120

5

Bạch tuộc nướng sốt chanh 122

Xiên tôm Creole 124

Tôm sốt cay 126

Paltus với hẹ tây và tarragon 127

Cá tuyết với bơ thảo mộc và chanh 129

Cá mú với Beurre Nantais 131

vảy cá ngừ 133

sò điệp bơ 134

cá mòi bạc hà 135

Vàng với rượu vang trắng 136

Salad cá hồi và cải xoăn với bơ 137

cá hồi với gừng 139

Vẹm trong nước chanh tươi 140

Bít tết cá ngừ ướp rau thơm 141

bít tết cua 143

trà hạt tiêu 145

Phi lê cá tra tẩm ướp 147

Salsa tôm với chanh 149

Sous Vide cá bơn 150

đế bơ chanh 152

Cá tuyết hầm húng quế 153

cá rô phi đơn giản 154

Cá hồi với măng tây 155

cà ri cá thu 156

mực hương thảo 157

Tôm chiên chanh 158

bạch tuộc nướng 159

bít tết cá hồi hoang dã..161

cá rô phi hầm...162

Chanterelle bơ với hạt tiêu 164

cá hồi rau mùi 166

nhẫn mực 167

Salad tôm và bơ 168

Cá tráp bơ với sốt nghệ tây..170

Cá tuyết phi lê sốt kem mè...172

Kem cá hồi với cải bó xôi và sốt mù tạt 173

Sa lát ớt sừng sò điệp tươi 175

Sò điệp cay xoài 177

Tỏi tây và tôm với giấm mù tạt...................................179

Canh tôm cốt dừa...181

Mì Soba cá hồi mật ong...183

Tôm hùm sốt mayonnaise 185

tiệc cocktail tôm 187

Cá hồi chanh của Herby 189

đuôi tôm hùm muối 190

Mỳ trứng cá hồi súp lơ Thái...191

cá vược nhẹ với thì là 193

Frittata tôm ớt ngọt 195

Tôm trái cây Thái Lan 197

Món tôm chanh kiểu Dublin 199

Sò điệp sốt tiêu tỏi 201

Mì cà ri tôm 203

Kem cá tuyết với mùi tây 205

Rillettes nồi kiểu Pháp với cá hồi 207

7

Cá hồi sốt khoai tây nghiền 209

Bát bạch tuộc thì là 211

Cá hồi muối sốt Hollandaise 213

Canh gà

Thời gian chuẩn bị + nấu: 12 giờ 25 phút | Khẩu phần: 3

Thành phần:

2 kg gà, bất kỳ phần nào - đùi, ức

5 cốc nước

2 nhánh cần tây, xắt nhỏ

2 củ hành trắng, xắt nhỏ

Hướng dẫn:

Tạo nồi hơi đôi, đặt Sous Vide vào đó và đặt nhiệt độ ở mức 194 F. Chia tất cả nguyên liệu thành 2 túi chân không, gấp miệng túi 2-3 lần. Đặt trong một bồn nước. Đặt hẹn giờ trong 12 giờ.

Khi bộ đếm thời gian dừng lại, hãy lấy các túi ra và chuyển nguyên liệu vào nồi. Đun sôi nguyên liệu trên lửa lớn trong 10 phút. Tắt lửa và để ráo nước. Sử dụng nước dùng làm nền súp.

Sốt hành Pomodoro

Thời gian chuẩn bị + nấu: 30 phút | Khẩu phần: 4

Thành phần

4 chén cà chua thái hạt lựu và rỗ

½ củ hành tây, xắt nhỏ

½ muỗng cà phê đường

¼ chén oregano tươi

2 tép tỏi, băm nhỏ

Muối và hạt tiêu đen để nếm

5 muỗng canh dầu ô liu

Hướng dẫn:

Chuẩn bị một bain marie và đặt Sous Vide vào đó. Đặt nhiệt độ ở 175 F. Cho cà chua, oregano, tỏi, hành tây và đường vào túi hút chân không. Giải phóng không khí bằng phương pháp thay thế nước, bịt kín và nhúng túi vào chậu nước. Nướng trong 15 phút.

Khi bộ đếm thời gian dừng lại, hãy tháo túi ra và chuyển các chất bên trong vào máy xay sinh tố và xay trong 1 phút cho đến khi mịn. Rắc hạt tiêu đen lên trên.

ớt xay nhuyễn

Thời gian chuẩn bị + nấu: 40 phút | Khẩu phần: 4

Thành phần:

8 quả ớt đỏ, đọ sức

⅓ chén dầu ô liu

2 thìa nước cốt chanh

3 tép tỏi, nghiền nát

2 muỗng canh ớt bột ngọt

Hướng dẫn:

Tạo một nồi hơi đôi và đặt Sous Vide vào đó và đặt nhiệt độ ở mức 183 F. Cho ớt, tỏi và dầu vào túi có thể hút chân không. Giải phóng không khí bằng phương pháp thay thế nước, bịt kín và nhúng túi vào chậu nước. Đặt hẹn giờ trong 20 phút và nướng.

Khi bộ đếm thời gian dừng lại, hãy lấy túi ra và mở ra. Cho ớt bột và tỏi vào máy xay sinh tố và xay cho đến khi mịn. Đặt chảo trên lửa vừa; thêm ớt xay nhuyễn và các thành phần còn lại. Nướng trong 3 phút. Phục vụ nóng hoặc lạnh như ngâm.

gia vị ớt jalapeno

Thời gian chuẩn bị + nấu: 70 phút | Khẩu phần: 6

Thành phần:

2 ớt jalapeno

2 quả ớt xanh

2 tép tỏi, nghiền nát

1 củ hành tây, vừa bóc vỏ

3 thìa bột oregano

3 muỗng cà phê bột tiêu đen

2 muỗng cà phê bột hương thảo

10 muỗng cà phê bột hồi

hướng dẫn

Tạo một nồi hơi đôi, đặt Sous Vide vào đó và đặt nhiệt độ ở mức 185 F. Cho ớt và hành tây vào túi có thể hút chân không. Giải phóng không khí bằng phương pháp thay thế nước, bịt kín và nhúng túi vào chậu nước. Đặt hẹn giờ trong 40 phút.

Khi bộ đếm thời gian dừng lại, hãy tháo và mở túi. Cho hạt tiêu và hành tây cùng với 2 muỗng canh nước vào máy xay sinh tố và xay cho đến khi mịn.

Đặt chảo lên lửa nhỏ, cho ớt bột và các nguyên liệu còn lại vào. Đun sôi trong 15 phút. Tắt lửa và để nguội. Bảo quản trong lọ gia vị, ngăn mát tủ lạnh và dùng hết trong 7 ngày. Sử dụng nó như một loại gia vị.

nước dùng

Thời gian chuẩn bị + nấu: 13 giờ 25 phút | Khẩu phần: 6

Thành phần:

3 cân chân bò

1 ½ kg xương bò

½ kg thịt bò bằm

5 chén tương cà chua

6 củ hành ngọt

3 đầu tỏi

6 muỗng canh tiêu đen

5 nhánh cỏ xạ hương

4 lá nguyệt quế

10 cốc nước

Hướng dẫn:

Làm nóng lò ở nhiệt độ 425 F. Đặt xương bò và bắp bò lên khay nướng và phết tương cà chua lên trên. Thêm tỏi và hành tây. Đặt nó sang một bên. Đặt và nghiền nát thịt bò xay vào chảo rang khác. Đặt các tấm nướng vào lò nướng và nướng cho đến khi vàng nâu.

Sau khi hoàn thành, để ráo dầu mỡ trên các tấm nướng. Chuẩn bị bain-marie trong một bát lớn, đặt Sous Vide vào đó và đặt ở nhiệt độ 195 F. Tách thịt bò xay, rau củ nướng, hạt tiêu đen, cỏ xạ hương và lá nguyệt quế vào 3 túi hút chân không. Khử men các tấm nướng bằng nước và cho vào túi. Gấp phần trên cùng của túi 2-3 lần.

Đặt các túi vào bain-marie và cố định chúng trong hộp đựng Sous Vide. Đặt hẹn giờ trong 13 giờ. Khi bộ đếm thời gian dừng lại, hãy lấy các túi ra và chuyển nguyên liệu vào nồi. Mang nguyên liệu đến nhiệt độ cao. Nướng trong 15 phút. Tắt lửa và để ráo nước. Sử dụng nước dùng làm nền súp.

Dụng cụ bóc vỏ tỏi húng quế

Thời gian chuẩn bị + nấu: 55 phút | Khẩu phần: 15

Thành phần:

2 đầu tỏi, nghiền nát

2 muỗng canh dầu ô liu

Một chút muối

1 củ thì là, xắt nhỏ

2 quả chanh, nạo và vắt

¼ đường

25 lá húng quế

Hướng dẫn:

Tạo một nồi hơi đôi, đặt Sous Vide vào đó và đặt nhiệt độ ở mức 185 F. Cho thì là và đường vào túi có thể hút chân không. Giải phóng không khí bằng phương pháp thay thế nước, bịt kín và nhúng túi vào chậu nước. Đặt hẹn giờ trong 40 phút. Khi bộ đếm thời gian dừng lại, hãy tháo và mở túi.

Cho thì là, đường và phần còn lại của các thành phần được liệt kê vào máy xay sinh tố và trộn cho đến khi mịn. Bảo quản trong hộp đựng gia vị và sử dụng trong tủ lạnh tối đa một tuần.

Sốt balsamic mật ong và hành tây

Thời gian chuẩn bị + nấu: 1 tiếng 55 phút | Khẩu phần: 1)

Thành phần

3 củ hành ngọt, xắt nhỏ

1 thìa bơ

Muối và hạt tiêu đen để nếm

2 muỗng canh giấm balsamic

1 thìa mật ong

2 muỗng cà phê lá húng tây tươi

hướng dẫn

Chuẩn bị một bain marie và đặt Sous Vide vào đó. Đặt nó thành 186F.

Làm nóng chảo trên lửa vừa với bơ. Thêm hành tây, nêm muối và hạt tiêu và nấu trong 10 phút. Thêm giấm balsamic và nấu trong 1 phút. Tắt bếp và đổ mật ong vào.

Cho hỗn hợp vào túi hút chân không. Giải phóng không khí bằng phương pháp thay thế nước, bịt kín và nhúng túi vào chậu nước. Nướng trong 90 phút. Khi đồng hồ bấm giờ dừng lại, lấy túi ra và chuyển sang một cái bát. Trang trí với cỏ xạ hương tươi. Phục vụ với bánh pizza hoặc bánh sandwich.

Nước sốt cà chua

Thời gian chuẩn bị + nấu: 55 phút | Khẩu phần: 4

Thành phần:

1 (16 oz.) lon cà chua, nghiền nát

1 củ hành trắng nhỏ, xắt nhỏ

1 chén lá húng quế tươi

1 thìa dầu ô liu

1 tép tỏi, nghiền nát

muối để hương vị

1 lá nguyệt quế

1 quả ớt đỏ

Hướng dẫn:

Tạo một nồi hơi đôi, đặt Sous Vide vào đó và đặt nhiệt độ ở mức 185 F. Đặt tất cả các thành phần được liệt kê vào một túi có thể hút chân không. Giải phóng không khí bằng phương pháp thay thế nước, bịt kín và nhúng túi vào chậu nước. Đặt hẹn giờ trong 40 phút. Khi bộ đếm thời gian dừng lại, hãy tháo và mở túi. Bỏ lá nguyệt quế và cho các nguyên liệu còn lại vào máy xay sinh tố và trộn đều. Phục vụ như một món ăn phụ.

canh hải sản

Thời gian chuẩn bị + nấu: 10 giờ 10 phút | Khẩu phần: 6

Thành phần:

1 kg vỏ tôm còn đầu và đuôi

3 cốc nước

1 thìa dầu ô liu

2 thìa muối

2 nhánh hương thảo

½ đầu tỏi băm

½ chén lá cần tây, xắt nhỏ

Hướng dẫn:

Tạo một nồi hơi đôi, đặt Sous Vide vào đó và đặt nhiệt độ ở mức 180 F. Quăng tôm với dầu ô liu. Cho tôm vào túi hút chân không cùng với các thành phần còn lại được liệt kê. Giải phóng không khí, đóng kín và nhúng túi vào chậu nước và đặt hẹn giờ trong 10 giờ.

Súp cá

Thời gian chuẩn bị + nấu: 10 giờ 15 phút | Khẩu phần: 4

Thành phần:

5 cốc nước

½ kg phi lê cá, da

1kg đầu cá

5 củ hành lá vừa

3 củ hành ngọt

¼ rong biển đen (Kombu)

Hướng dẫn:

Đun cách thủy, đặt Sous Vide vào đó và đặt ở nhiệt độ 194 F. Chia đều tất cả các thành phần được liệt kê vào 2 túi chân không, vặn phần trên cùng của túi 2 lần. Đặt chúng vào nồi hơi đôi và bảo đảm chúng trong thùng chứa Sous Vide. Đặt hẹn giờ trong 10 giờ.

Khi bộ đếm thời gian dừng lại, hãy lấy các túi ra và chuyển nguyên liệu vào nồi. Đun sôi nguyên liệu trên lửa lớn trong 5 phút rồi tắt bếp và lọc lấy nước. Bảo quản trong tủ lạnh và sử dụng tối đa 14 ngày.

Sốt mù tạt-măng tây

Thời gian chuẩn bị + nấu: 30 phút | Khẩu phần: 2

Thành phần

1 bó măng tây lớn

Muối và hạt tiêu đen để nếm

¼ chén dầu ô liu

1 muỗng cà phê mù tạt Dijon

1 muỗng cà phê thì là

1 muỗng cà phê giấm rượu vang đỏ

1 quả trứng luộc, xắt nhỏ

Rau mùi tây tươi, xắt nhỏ

hướng dẫn

Chuẩn bị một bain marie và đặt Sous Vide vào đó. Đặt nó thành 186F.

Bóp phần dưới của măng tây và loại bỏ.

Gọt bỏ phần gốc của thân cây và cho vào túi hút chân không. Giải phóng không khí bằng phương pháp thay thế nước, bịt kín và nhúng túi vào chậu nước. Nướng trong 15 phút.

Khi đồng hồ bấm giờ dừng, lấy túi ra và chuyển sang chậu nước đá. Tách nước ép nấu ăn. Đối với dầu giấm, trộn dầu, giấm và mù tạt trong một cái bát; lắc kỹ. Nêm muối và chuyển vào lọ thợ xây. Niêm phong và lắc cho đến khi kết hợp tốt. Thêm rau mùi tây, trứng và giấm lên trên.

dự trữ rau

Thời gian chuẩn bị + nấu: 12 tiếng 35 phút | Khẩu phần ăn: 10)

Thành phần:

1 ½ chén rễ cần tây, xắt nhỏ

1 ½ chén tỏi tây, xắt nhỏ

½ chén củ thì là, thái hạt lựu

4 tép tỏi, nghiền nát

1 thìa dầu ô liu

6 cốc nước

1 ½ chén nấm

½ chén mùi tây, xắt nhỏ

1 muỗng canh tiêu đen

1 lá nguyệt quế

Hướng dẫn:

Tạo nồi hơi đôi, đặt Sous Vide vào đó và đặt nhiệt độ ở mức 180 F. Làm nóng lò ở nhiệt độ 450 F. Cho tỏi tây, cần tây, thì là, tỏi và dầu ô liu vào tô. Chơi chúng. Đặt trên một tấm nướng và đặt vào lò nướng. Nướng trong 20 phút.

Cho rau đã nướng cùng với nước ép, nước, rau mùi tây, hạt tiêu, nấm và lá nguyệt quế vào túi hút chân không. Giải phóng không khí, đóng kín và nhúng túi vào chậu nước và đặt hẹn giờ trong 12 giờ. Đậy nắp nồi đun đôi bằng màng bọc thực phẩm để giảm bay hơi và liên tục thêm nước vào nồi để giữ cho rau được đậy kín.

Khi bộ đếm thời gian dừng lại, hãy tháo và mở túi. Lọc các thành phần. Để nguội và sử dụng đông lạnh trong tối đa 1 tháng.

Khi bộ đếm thời gian dừng lại, hãy tháo và mở túi. Lọc các thành phần. Để nguội và sử dụng đông lạnh trong tối đa 2 tuần.

Phô mai Tabasco Tỏi Edamame

Thời gian chuẩn bị + nấu: 1 tiếng 6 phút | Khẩu phần: 4

Thành phần

1 thìa dầu ô liu

4 chén quả edamame tươi

1 thìa muối

1 tép tỏi, băm nhỏ

1 muỗng canh hạt tiêu đỏ

1 muỗng canh sốt Tabasco

hướng dẫn

Chuẩn bị một bain marie và đặt Sous Vide vào đó. Đặt nó thành 186F.

Đun nóng một nồi nước trên lửa lớn và chần các chậu edamame trong 60 giây. Xả chúng và đặt trong bồn nước đá. Kết hợp tỏi, mảnh ớt đỏ, nước sốt Tabasco và dầu ô liu.

Đặt edamame vào túi hút chân không. Đổ sốt Tabasco vào. Giải phóng không khí bằng phương pháp thay thế nước, bịt kín và nhúng túi vào chậu nước. Nướng trong 1 giờ. Khi đồng hồ bấm giờ dừng, lấy túi ra và chuyển sang bát và phục vụ.

Đậu Hà Lan xay nhuyễn của Herby

Thời gian chuẩn bị + nấu: 55 phút | Khẩu phần: 6

Thành phần

½ chén nước luộc rau

1 pound đậu Hà Lan tươi

Vỏ của 1 quả chanh

2 muỗng canh húng quế tươi xắt nhỏ

1 thìa dầu ô liu

Muối và hạt tiêu đen để nếm

2 muỗng canh hẹ tươi xắt nhỏ

2 muỗng canh mùi tây tươi xắt nhỏ

¾ muỗng cà phê bột tỏi

hướng dẫn

Chuẩn bị một bain marie và đặt Sous Vide vào đó. Đặt nó thành 186F.

Kết hợp đậu Hà Lan, vỏ chanh, húng quế, dầu ô liu, hạt tiêu đen, hẹ, rau mùi tây, muối và bột tỏi rồi cho vào túi hút chân không. Giải phóng không khí bằng phương pháp thay thế nước, bịt kín và nhúng túi vào chậu nước. Nướng trong 45 phút. Khi bộ đếm thời gian dừng lại, hãy tháo túi ra và chuyển sang máy xay sinh tố và trộn đều.

Khoai tây nghiền nướng với cây xô thơm

Thời gian chuẩn bị + nấu: 1 tiếng 35 phút | Khẩu phần: 6

Thành phần

¼ chén bơ

12 củ khoai lang chưa gọt vỏ

10 tép tỏi, băm nhỏ

4 muỗng canh muối

6 muỗng canh dầu ô liu

5 nhánh cây xô thơm tươi

1 thìa ớt bột

hướng dẫn

Chuẩn bị một bain marie và đặt Sous Vide vào đó. Đặt nó thành 192F.

Thêm khoai tây, tỏi, muối, dầu ô liu và 2 hoặc 3 nhánh cỏ xạ hương rồi cho vào máy hút chân không. Giải phóng không khí bằng phương pháp thay thế nước, bịt kín và nhúng túi vào chậu nước. Nướng trong 1 giờ 15 phút.

Làm nóng lò ở nhiệt độ 450 F. Khi đồng hồ bấm giờ dừng lại, lấy khoai tây ra và chuyển sang bát. Tách nước ép nấu ăn.

Trộn đều khoai tây với bơ và phần còn lại của cây xô thơm. Đặt trên khay nướng đã phủ giấy nhôm trước đó. Tạo một cái giếng ở giữa khoai tây và đổ chất lỏng nấu ăn vào. Nướng khoai tây trong 10 phút, lật sau 5 phút. Vứt bỏ hiền nhân. Chuyển sang đĩa và phục vụ rắc ớt bột.

Măng tây bơ với húng tây và phô mai

Thời gian chuẩn bị + nấu: 21 phút | Khẩu phần: 6

Thành phần

¼ chén phô mai Pecorino Romano nạo

16 ounce măng tây tươi, tỉa

4 muỗng canh bơ, hình khối

muối để hương vị

1 tép tỏi, băm nhỏ

1 thìa cỏ xạ hương

hướng dẫn

Chuẩn bị một bain marie và đặt Sous Vide vào đó. Đặt nó thành 186F.

Cho măng tây vào túi hút chân không. Thêm khối bơ, tỏi, muối và húng tây. Giải phóng không khí bằng phương pháp thay thế nước, bịt kín và nhúng túi vào chậu nước. Nướng trong 14 phút.

Khi đồng hồ bấm giờ dừng, lấy túi ra và chuyển măng tây ra đĩa. Rắc một ít nước ép nấu ăn. Trang trí với phô mai Pecorino Romano.

Củ cải thơm ngon với men mật ong

Thời gian chuẩn bị + nấu: 1 tiếng 8 phút | Khẩu phần: 4

Thành phần

1 kg rau mùi tây, gọt vỏ và cắt

3 muỗng canh bơ

2 thìa mật ong

1 thìa dầu ô liu

Muối và hạt tiêu đen để nếm

1 muỗng canh mùi tây tươi xắt nhỏ

hướng dẫn

Chuẩn bị một bain marie và đặt Sous Vide vào đó. Đặt nó thành 186F.

Cho củ cải vàng, bơ, mật ong, dầu, muối và hạt tiêu vào túi hút chân không. Giải phóng không khí bằng phương pháp thay thế nước, bịt kín và nhúng túi vào chậu nước. Nướng trong 1 giờ.

Làm nóng chảo trên lửa vừa. Khi đồng hồ hẹn giờ dừng, lấy túi ra và chuyển các chất bên trong vào chảo và nấu trong 2 phút cho đến khi chất lỏng chuyển sang dạng men. Thêm mùi tây và khuấy nhanh. Phục vụ.

Sandwich phô mai cà chua và kem

Thời gian chuẩn bị + nấu: 55 phút | Khẩu phần ăn: 8)

Thành phần

½ chén phô mai

2 kg cà chua thái lát

Muối và hạt tiêu đen để nếm

2 muỗng canh dầu ô liu

2 tép tỏi, băm nhỏ

½ muỗng cà phê cây xô thơm tươi xắt nhỏ

⅛ muỗng cà phê ớt đỏ mảnh

½ muỗng cà phê giấm rượu trắng

2 muỗng canh bơ

4 lát bánh mì

2 lát phô mai halloumi

hướng dẫn

Chuẩn bị một bain marie và đặt Sous Vide vào đó. Đặt thành 186 F. Đặt cà chua vào một cái chao trên bát và nêm muối. Lắc kỹ. Để đông lạnh trong 30 phút. Loại bỏ các loại nước trái cây. Kết hợp dầu ô liu, tỏi, cây xô thơm, hạt tiêu đen, muối và hạt tiêu.

Cho vào túi hút chân không. Giải phóng không khí bằng phương pháp thay thế nước, bịt kín và nhúng túi vào chậu nước. Nướng trong 40 phút.

Khi bộ đếm thời gian dừng lại, hãy tháo túi ra và chuyển vào máy xay. Thêm giấm và pho mát kem. Trộn cho đến khi mịn. Chuyển sang đĩa và nêm muối và hạt tiêu nếu cần.

Để làm phô mai que: Làm nóng chảo trên lửa vừa. Phết bơ lên các lát bánh mì và đặt chúng vào chảo. Đặt các lát phô mai lên bánh mì và đặt lên trên một miếng bánh mì phết bơ khác. Tháp trong 1-2 phút. Lặp lại với bánh mì còn lại. Cắt thành khối. Phục vụ trên súp ấm.

Salad củ dền hạt điều và kem phô mai

Thời gian chuẩn bị + nấu: 1 tiếng 35 phút | Khẩu phần ăn: 8)

Thành phần

6 củ cải lớn, gọt vỏ và cắt thành miếng

Muối và hạt tiêu đen để nếm

3 muỗng canh xi-rô cây phong

2 muỗng canh bơ

Vỏ của 1 quả cam lớn

1 thìa dầu ô liu

½ muỗng cà phê ớt cayenne

1½ chén hạt điều

6 chén rau xà lách

3 quả quýt, bóc vỏ và phân đoạn

1 chén pho mát kem, vỡ vụn

hướng dẫn

Chuẩn bị một bain marie và đặt Sous Vide vào đó. Đặt nó thành 186F.

Đặt các miếng củ cải đường vào túi hút chân không. Nêm với muối và hạt tiêu. Thêm 2 thìa xi-rô phong, bơ và vỏ cam. Giải phóng không khí bằng phương pháp thay thế nước, bịt kín và nhúng túi vào chậu nước. Nướng trong 1 giờ 15 phút.

Làm nóng lò ở 350F.

Khuấy xi-rô phong, dầu ô liu, muối và ớt cayenne còn lại. Thêm hạt điều và trộn đều. Cho hỗn hợp hạt điều vào khay nướng đã lót hạt tiêu đen trước đó và nướng trong 10 phút. Dự trữ và để nguội.

Khi bộ đếm thời gian dừng lại, loại bỏ củ cải đường và loại bỏ nước ép nấu ăn. Đặt rau arugula lên đĩa phục vụ, với củ dền và lát quýt trong suốt. Để phục vụ, trên cùng với hỗn hợp queso fresco và hạt điều.

Tiêu phô mai với súp lơ

Thời gian chuẩn bị + nấu: 52 phút | Khẩu phần: 5

Thành phần

½ chén phô mai provolone nạo

1 đầu súp lơ, cắt thành hoa

2 tép tỏi, băm nhỏ

Muối và hạt tiêu đen để nếm

2 muỗng canh bơ

1 thìa dầu ô liu

½ quả ớt chuông đỏ lớn, thái lát

½ quả ớt chuông vàng lớn, cắt thành dải

½ quả ớt chuông lớn màu cam, cắt thành dải

hướng dẫn

Chuẩn bị một bain marie và đặt Sous Vide vào đó. Đặt nó thành 186F.

Trộn đều bông súp lơ, 1 nhánh tỏi, muối, hạt tiêu, một nửa bơ và một nửa dầu.

Trong một bát khác, trộn ớt, tỏi còn lại, muối còn lại, hạt tiêu, bơ còn lại và dầu ô liu còn lại.

Đặt súp lơ trong túi hút chân không. Đặt ớt vào một túi hút chân không khác. Giải phóng không khí bằng phương pháp thay thế nước, bịt kín và nhúng túi vào chậu nước. Nướng trong 40 phút.

Khi đồng hồ bấm giờ dừng lại, hãy lấy các túi ra và chuyển các chất bên trong vào bát phục vụ. Loại bỏ các loại nước ép nấu ăn. Trộn rau và rắc phô mai provolone lên trên.

Súp kem bí ngô mùa thu

Thời gian chuẩn bị + nấu: 2 tiếng 20 phút | Khẩu phần: 6

Thành phần

¾ chén kem chua

1 bí xanh, xắt nhỏ

1 quả lê lớn

½ củ hành vàng, xắt nhỏ

3 nhánh húng tây tươi

1 tép tỏi, băm nhỏ

1 muỗng cà phê thì là

Muối và hạt tiêu đen để nếm

4 muỗng canh kem tươi

hướng dẫn

Chuẩn bị một bain marie và đặt Sous Vide vào đó. Đặt nó thành 186F.

Khuấy bí ngô, lê, hành tây, húng tây, tỏi, thì là và muối. Cho vào túi hút chân không. Giải phóng không khí bằng phương pháp thay thế nước, bịt kín và ngâm trong bể nước. Nướng trong 2 giờ.

Khi bộ đếm thời gian dừng lại, hãy tháo túi ra và chuyển toàn bộ lượng bên trong vào máy xay. Nghiền cho đến khi mịn. Thêm kem chua và trộn đều. Nêm với muối và hạt tiêu. Chuyển hỗn hợp vào bát và phủ một ít crème fraiche lên trên. Trang trí với miếng lê.

Súp khoai tây cần tây và tỏi tây

Thời gian chuẩn bị + nấu: 2 tiếng 15 phút | Khẩu phần ăn: 8)

Thành phần

8 muỗng canh bơ

4 củ khoai tây đỏ thái lát

1 củ hành vàng, cắt thành miếng ¼-inch

1 cọng cần tây, cắt thành miếng ½ inch

4 chén tỏi tây, xắt nhỏ ½ inch, chỉ phần trắng

1 chén nước luộc rau

1 củ cà rốt, xắt nhỏ

4 tép tỏi, băm nhỏ

2 lá nguyệt quế

Muối và hạt tiêu đen để nếm

2 chén kem chua

¼ chén hẹ tươi xắt nhỏ

hướng dẫn

Chuẩn bị một bain marie và đặt Sous Vide vào đó. Đặt nó thành 186F.

Cho khoai tây, cà rốt, hành tây, cần tây, tỏi tây, nước luộc rau, bơ, tỏi và lá nguyệt quế vào túi hút chân không. Giải phóng không khí bằng

40

phương pháp thay thế nước, bịt kín và nhúng túi vào chậu nước. Nướng trong 2 giờ.

Khi bộ đếm thời gian dừng lại, hãy tháo túi ra và chuyển vào máy xay. Vứt bỏ lá nguyệt quế. Trộn các thành phần và nêm muối và hạt tiêu. Đổ từ từ kem vào và trộn khoảng 2-3 phút cho đến khi mịn. Xả và trang trí với hẹ để phục vụ.

Salad bắp cải chanh với nam việt quất

Thời gian chuẩn bị + nấu: 15 phút | Khẩu phần: 6

Thành phần

6 chén cải xoăn tươi, chưa gọt vỏ

6 muỗng canh dầu ô liu

2 tép tỏi, nghiền nát

4 thìa nước cốt chanh

½ muỗng cà phê muối

¾ chén nam việt quất khô

hướng dẫn

Chuẩn bị một bain marie và đặt Sous Vide vào đó. Đặt nhiệt độ thành 196 F. Trộn cổ với 2 muỗng canh dầu ô liu. Đặt nó trong một túi niêm phong chân không. Giải phóng không khí bằng phương pháp thay thế nước, bịt kín và nhúng túi vào chậu nước. Nướng trong 8 phút.

Khuấy dầu ô liu còn lại, tỏi, nước cốt chanh và muối. Khi đồng hồ bấm giờ dừng, lấy cải xoăn ra và chuyển sang đĩa phục vụ. Mưa phùn với nước sốt. Trang trí với quả nam việt quất.

Bắp cam sốt cà chua

Thời gian chuẩn bị + nấu: 55 phút | Khẩu phần ăn: 8)

Thành phần

⅓ chén dầu ô liu

4 bắp ngô vàng, đã bóc vỏ

Muối và hạt tiêu đen để nếm

1 quả cà chua lớn, xắt nhỏ

3 thìa nước cốt chanh

2 tép tỏi, băm nhỏ

1 hạt tiêu serrano, không hạt

4 củ hành tây, chỉ lấy phần xanh, thái nhỏ

½ bó lá rau mùi tươi, thái nhỏ

hướng dẫn

Chuẩn bị một bain marie và đặt Sous Vide vào đó. Đặt ở nhiệt độ 186 F. Quăng đậu với dầu ô liu và nêm muối và tiêu. Đặt chúng trong một túi niêm phong chân không. Giải phóng không khí bằng phương pháp thay thế nước, bịt kín và nhúng túi vào chậu nước. Nướng trong 45 phút.

Trong khi đó, trộn cà chua, nước cốt chanh, tỏi, tiêu serrano, hẹ, rau mùi và dầu còn lại trong một cái bát. Làm nóng vỉ nướng ở nhiệt độ cao.

Khi đồng hồ hẹn giờ dừng, lấy lòng ra và đặt chúng lên vỉ nướng và nấu trong 2-3 phút. Để nguội. Cắt lõi ngô và đổ nước sốt cà chua vào. Ăn kèm với cá, salad hoặc bánh tortilla chip.

Gừng Tamari Brussel mầm với mè

Thời gian chuẩn bị + nấu: 43 phút | Khẩu phần: 6

Thành phần

1½ pound cải Brussels, giảm một nửa

2 tép tỏi, băm nhỏ

2 muỗng canh dầu thực vật

1 muỗng canh nước sốt tamari

1 cái ly. gừng nạo

¼ muỗng cà phê hạt tiêu đỏ

¼ muỗng cà phê dầu mè nướng

1 muỗng canh hạt mè

hướng dẫn

Chuẩn bị một bain-marie và đặt Sous Vide vào đó. Đặt ở nhiệt độ 186 F. Làm nóng chảo trên lửa vừa và cho tỏi, dầu thực vật, nước sốt tamari, gừng và ớt đỏ vào khuấy đều. Nấu trong 4-5 phút. Đặt nó sang một bên.

Cho cải Brussels vào túi hút chân không và đổ hỗn hợp tương tamari vào. Giải phóng không khí bằng phương pháp thay thế nước, bịt kín và nhúng túi vào chậu nước. Nướng trong 30 phút.

Khi bộ đếm thời gian dừng lại, hãy lấy túi ra và lau khô bằng khăn bếp. Dự trữ nước trái cây nấu ăn. Đặt mầm vào một cái bát và rưới dầu mè. Cho mầm ra đĩa và rưới nước nấu lên. Trang trí với hạt vừng.

salad củ cải đường

Thời gian chuẩn bị + nấu: 2 tiếng 25 phút | Khẩu phần: 3

Thành phần:

1 ¼ chén củ cải, tỉa và cắt thành miếng nhỏ

1 chén rau bina tươi, xắt nhỏ

2 muỗng canh dầu ô liu

1 muỗng canh nước cốt chanh, mới vắt

1 thìa giấm balsamic

2 tép tỏi, nghiền nát

1 thìa bơ

Muối và hạt tiêu đen để nếm

Hướng dẫn:

Rửa và làm sạch củ cải tốt. Cắt thành từng miếng nhỏ và cho vào túi hút chân không cùng với bơ và tỏi nghiền. Nấu trong Sous Vide trong 2 giờ ở 185 F. Để nguội.

Đun sôi một nồi nước lớn và thêm rau bina. Đun sôi trong một phút và loại bỏ nhiệt. Cũng khô. Chuyển sang túi hút chân không và nấu trong Sous Vide trong 10 phút ở 180 F. Lấy ra khỏi nồi cách thủy và để nguội hoàn toàn. Đặt trong một bát lớn và thêm củ cải đường nấu chín. Nêm muối, hạt tiêu, giấm, dầu ô liu và nước cốt chanh. Phục vụ ngay lập tức.

tỏi xanh với bạc hà

Thời gian chuẩn bị + nấu: 30 phút | Khẩu phần: 2

Thành phần:

½ chén rau diếp xoăn tươi, rách

½ chén măng tây hoang dã, thái nhỏ

½ chén củ cải Thụy Sĩ, cắt nhỏ

¼ chén bạc hà tươi, xắt nhỏ

¼ chén arugula, rách

2 tép tỏi, băm nhỏ

½ muỗng cà phê muối

4 muỗng canh nước cốt chanh, mới vắt

2 muỗng canh dầu ô liu

Hướng dẫn:

Đổ đầy một nồi lớn với nước muối và thêm rau xanh. Nướng trong 3 phút. Vớt ra để ráo. Dùng tay ấn nhẹ và cắt nhỏ rau xanh bằng dao sắc. Chuyển sang một túi hút chân không lớn và nấu trong Sous Vide trong 10 phút ở 162 F. Lấy ra khỏi nồi cách thủy và đặt sang một bên.

Đun nóng dầu trong chảo lớn trên lửa vừa. Thêm tỏi và chiên trong 1 phút. Thêm rau xanh và nêm muối. Rắc nước chanh tươi và phục vụ.

Cải Brussel trong rượu vang trắng

Thời gian chuẩn bị + nấu: 35 phút | Khẩu phần: 4

Thành phần:

1 pound cải Brussels, cắt tỉa

½ chén dầu ô liu nguyên chất

½ chén rượu trắng

Muối và hạt tiêu đen để nếm

2 muỗng canh mùi tây tươi, thái nhỏ

2 tép tỏi, nghiền nát

Hướng dẫn:

Cho cải Brussels vào một túi hút chân không lớn cùng với ba thìa canh dầu ô liu. Nấu trong Sous Vide trong 15 phút ở 180 F. Lấy ra khỏi túi.

Đun nóng dầu còn lại trong chảo chống dính lớn. Thêm cải Brussels, tỏi nghiền, muối và hạt tiêu. Nướng sơ qua, lắc chảo vài lần cho đến khi cháy nhẹ các mặt. Thêm rượu và đun sôi. Trộn đều và loại bỏ nhiệt. Lên trên với rau mùi tây xắt nhỏ và phục vụ.

Salad củ dền và phô mai dê

Thời gian chuẩn bị + nấu: 2 tiếng 20 phút | Khẩu phần: 3

Thành phần:

1 kg củ cải đường, cắt thành lát

½ chén hạnh nhân, chần

2 muỗng canh quả phỉ, không vỏ

2 muỗng canh dầu ô liu

1 tép tỏi, thái nhỏ

1 muỗng cà phê bột thì là

1 muỗng cà phê vỏ chanh

muối để hương vị

½ chén phô mai dê, vụn

Lá bạc hà tươi để trang trí

Mặc:

2 muỗng canh dầu ô liu

1 muỗng canh giấm táo

Hướng dẫn:

Tạo một nồi hơi đôi, đặt Sous Vide vào đó và đặt thành 183F.

Đặt củ cải đường trong túi hút chân không. Giải phóng không khí bằng phương pháp thay thế nước, niêm phong và nhúng túi vào chậu nước và đặt hẹn giờ trong 2 giờ. Khi bộ đếm thời gian dừng lại, hãy tháo và mở túi. Đặt củ cải sang một bên.

Đặt chảo trên lửa vừa, thêm hạnh nhân và quả phỉ và rang trong 3 phút. Chuyển sang thớt và thái nhỏ. Thêm dầu vào cùng một chảo, thêm tỏi và thì là. Nấu trong 30 giây. Tắt lửa. Cho phô mai dê, hỗn hợp hạnh nhân, vỏ chanh và hỗn hợp tỏi vào tô. Khuấy. Đánh trong dầu và giấm và đặt sang một bên. Phục vụ như một món ăn phụ.

Súp lơ bông cải xanh

Thời gian chuẩn bị + nấu: 70 phút | Khẩu phần: 2

Thành phần:

1 súp lơ vừa, cắt thành chùm nhỏ

½ kg bông cải xanh, cắt thành những bông hoa nhỏ

1 quả ớt xanh, xắt nhỏ

1 củ hành tây, xắt nhỏ

1 thìa dầu ô liu

1 tép tỏi, nghiền nát

½ chén nước luộc rau

½ cốc sữa tách béo

Hướng dẫn:

Tạo nồi hơi đôi, đặt Sous Vide vào đó và đặt thành 185F.

Cho súp lơ, bông cải xanh, ớt chuông và hành trắng vào túi hút chân không và đổ dầu ô liu vào. Giải phóng không khí bằng phương pháp thay thế nước và niêm phong túi. Nhúng túi vào bồn nước. Đặt hẹn giờ trong 50 phút và nướng.

Khi bộ đếm thời gian dừng lại, hãy lấy túi ra và mở ra. Cho rau vào máy xay sinh tố, thêm tỏi và sữa và xay cho đến khi mịn.

Đặt chảo trên lửa vừa, cho rau củ xay nhuyễn và nước dùng rau củ vào nấu trong 3 phút. Nêm với muối và hạt tiêu. Phục vụ nóng như một món ăn phụ.

Hoặc đậu Hà Lan với bạc hà

Thời gian chuẩn bị + nấu: 25 phút | Khẩu phần: 2

Thành phần:

1 thìa bơ

½ chén đậu Hà Lan

1 muỗng canh lá bạc hà, xắt nhỏ

Một chút muối

đường để hương vị

Hướng dẫn:

Tạo một nồi hơi đôi, đặt Sous Vide vào đó và đặt nhiệt độ ở mức 183 F. Đặt tất cả các nguyên liệu vào túi có thể hút chân không. Giải phóng không khí bằng phương pháp thay thế nước, đóng lại và ngâm trong bồn tắm. Nướng trong 15 phút.

Khi bộ đếm thời gian dừng lại, hãy tháo và mở túi. Chuyển các thành phần vào một đĩa phục vụ. Phục vụ như một loại gia vị.

cải bruxen trong xi-rô ngọt

Thời gian chuẩn bị + nấu: 75 phút | Khẩu phần: 3

Thành phần:

4 kg cải Brussels, chẻ đôi

3 muỗng canh dầu ô liu

¾ chén nước mắm

3 muỗng canh nước

2 muỗng canh đường

1 ½ muỗng canh dấm gạo

2 thìa nước cốt chanh

3 quả ớt đỏ, thái lát mỏng

2 tép tỏi, băm nhỏ

Hướng dẫn:

Tạo một bể nhỏ, đặt Sous Vide vào đó và đặt ở nhiệt độ 183 F. Đổ cải Brussels, muối và dầu vào túi hút chân không, giải phóng không khí bằng phương pháp hút nước, đậy kín và ngâm túi vào bồn tắm. Maria. Đặt hẹn giờ trong 50 phút.

Khi đồng hồ bấm giờ dừng, lấy túi ra, mở niêm phong và đặt cải bruxen lên khay nướng có lót giấy bạc. Làm nóng vỉ nướng ở nhiệt độ cao, đặt chảo lên đó và nấu trong 6 phút. Đặt cải Brussels vào một cái bát.

Làm nước sốt: Cho các nguyên liệu nấu ăn còn lại vào một cái bát và trộn đều. Thêm nước sốt vào cải Brussels và trộn đều. Phục vụ như một món ăn phụ.

Củ cải với phô mai thảo mộc

Thời gian chuẩn bị + nấu: 1 tiếng 15 phút | Khẩu phần: 3

Thành phần:

10 oz phô mai dê

4 oz kem phô mai

¼ chén ớt chuông đỏ, xắt nhỏ

3 thìa sốt pesto

3 thìa nước cốt chanh

2 muỗng canh rau mùi tây

2 tép tỏi

9 củ cải lớn, thái lát

Hướng dẫn:

Tạo một bain-marie, đặt Sous Vide vào đó và đặt nhiệt độ ở mức 181 F. Đặt các lát củ cải vào túi có thể hút chân không, giải phóng không khí và niêm phong túi. Nhúng túi vào bồn nước và đặt hẹn giờ trong 1 giờ.

Trộn phần còn lại của các thành phần được liệt kê trong một cái bát và đổ hỗn hợp vào túi bắt kem. Đặt nó sang một bên. Khi bộ đếm thời gian dừng lại, hãy lấy túi ra và mở ra. Xếp các lát củ cải lên đĩa và múc hỗn hợp phô mai lên từng lát. Phục vụ như một món ăn nhẹ.

bắp cải om balsamic

Thời gian chuẩn bị + nấu: 1 tiếng 45 phút | Khẩu phần: 3

Thành phần:

1 kg bắp cải tím, cắt đôi và bỏ lõi

1 củ hẹ, thái lát mỏng

2 tép tỏi, thái lát mỏng

½ muỗng canh giấm balsamic

½ muỗng canh bơ không ướp muối

muối để hương vị

Hướng dẫn:

Tạo nồi hơi đôi, đặt Sous Vide vào đó và đặt nhiệt độ ở mức 185 F. Chia bắp cải và các nguyên liệu còn lại vào 2 túi có thể hút chân không. Giải phóng không khí bằng phương pháp thay thế nước và niêm phong các túi. Đặt chúng vào nồi hơi đôi và hẹn giờ nấu trong 1 giờ 30 phút.

Khi bộ đếm thời gian dừng lại, hãy tháo và mở các túi. Chuyển bắp cải sang đĩa phục vụ cùng với nước ép. Nêm nếm với muối và giấm. Phục vụ như một món ăn phụ.

cà chua luộc

Thời gian chuẩn bị + nấu: 45 phút | Khẩu phần: 3

Thành phần:

4 chén cà chua bi

5 muỗng canh dầu ô liu

½ muỗng canh lá hương thảo tươi, xắt nhỏ

½ muỗng canh lá húng tây tươi, xắt nhỏ

Muối và hạt tiêu đen để nếm

Hướng dẫn:

Tạo một nồi hơi đôi, đặt Sous Vide vào đó và đặt ở nhiệt độ 131 F. Chia các nguyên liệu đã liệt kê vào 2 túi có thể hút chân không, nêm muối và tiêu. Giải phóng không khí bằng phương pháp thay thế nước và niêm phong các túi. Đặt chúng vào nồi hơi đôi và hẹn giờ nấu trong 30 phút.

Ngay khi đồng hồ bấm giờ dừng lại, hãy lấy các túi ra và mở chúng ra. Chuyển cà chua vào một cái bát với nước ép của họ. Phục vụ như một món ăn phụ.

xúp rau

Thời gian chuẩn bị + nấu: 2 tiếng 10 phút | Khẩu phần: 3

Thành phần:

2 quả bí xanh, thái lát

2 quả cà chua, xắt nhỏ

2 quả ớt đỏ, bỏ hạt và cắt thành khối 2 inch

1 quả cà tím nhỏ, thái lát

1 củ hành tây, cắt thành khối 1 inch

muối để hương vị

½ mảnh ớt đỏ

8 tép tỏi, đập dập

2 ½ muỗng canh dầu ô liu

5 nhánh + 2 lá húng quế

Hướng dẫn:

Tạo một nồi hơi đôi, đặt Sous Vide vào đó và đặt ở nhiệt độ 185 F. Đặt cà chua, bí xanh, hành tây, ớt chuông và cà tím vào 5 túi hút chân không riêng biệt, mỗi túi. Cho tỏi, lá húng quế và 1 muỗng canh dầu ô liu vào mỗi túi. Giải phóng không khí bằng phương pháp thay thế nước, niêm phong và nhúng các túi vào bể nước và đặt hẹn giờ trong 20 phút.

Khi bộ đếm thời gian dừng lại, hãy lấy túi cà chua ra. Đặt nó sang một bên. Đặt lại bộ hẹn giờ trong 30 phút. Khi đồng hồ bấm giờ dừng lại, hãy lấy các túi bí xanh và ớt đỏ ra. Đặt nó sang một bên. Đặt lại bộ hẹn giờ trong 1 giờ.

Khi bộ đếm thời gian dừng lại, hãy lấy các túi còn lại và loại bỏ tỏi và lá húng quế. Cho cà chua vào bát và dùng thìa nghiền nhẹ. Cắt nhỏ phần còn lại của rau và thêm vào cà chua. Nêm muối, hạt tiêu đỏ, dầu ô liu còn lại và húng quế. Phục vụ như một món ăn phụ.

Súp cà chua

Thời gian chuẩn bị + nấu: 60 phút | Khẩu phần: 3

Thành phần:

2 kg cà chua cắt làm đôi

1 củ hành tây, xắt nhỏ

1 cọng cần tây, xắt nhỏ

3 muỗng canh dầu ô liu

1 muỗng canh cà chua xay nhuyễn

Một nhúm đường

1 lá nguyệt quế

Hướng dẫn:

Làm bain-marie, đặt Sous Vide vào đó và đặt ở nhiệt độ 185 F. Cho tất cả các nguyên liệu đã liệt kê, trừ muối, vào tô và trộn. Đặt chúng trong một túi niêm phong chân không. Giải phóng không khí bằng phương pháp thay thế nước, bịt kín và nhúng túi vào chậu nước. Đặt hẹn giờ trong 40 phút.

Khi bộ đếm thời gian dừng lại, hãy lấy túi ra và mở ra. Đánh các nguyên liệu trong máy xay sinh tố. Đổ cà chua đã đánh vào chảo và đun ở lửa vừa. Nêm muối và nấu trong 10 phút. Múc súp ra bát và để nguội. Ăn nóng với bánh mì ít carb.

củ dền nướng

Thời gian chuẩn bị + nấu: 1 tiếng 15 phút | Khẩu phần: 3

Thành phần:

2 củ cải đường, gọt vỏ và cắt thành miếng 1 inch
⅓ chén giấm balsamic
½ muỗng cà phê dầu ô liu
⅓ chén quả óc chó nướng
⅓ chén phô mai Grana Padano bào
Muối và hạt tiêu đen để nếm

Hướng dẫn:

Đun cách thủy, đặt Sous Vide vào đó và đặt nhiệt độ ở mức 183 F. Cho củ cải đường, giấm và muối vào túi có thể hút chân không. Giải phóng không khí bằng phương pháp thay thế nước, bịt kín và nhúng túi vào chậu nước. Đặt hẹn giờ trong 1 giờ.

Khi bộ đếm thời gian dừng lại, hãy tháo và mở túi. Cho củ cải đường vào tô, thêm dầu ô liu và trộn đều. Rắc quả óc chó và phô mai. Phục vụ như một món ăn phụ.

Cà tím Lasagna

Thời gian chuẩn bị + nấu: 3 tiếng | Khẩu phần: 3

Thành phần:

1 kg cà tím, gọt vỏ và thái lát mỏng

1 thìa muối

1 chén nước sốt cà chua, chia làm 3 phần

2 ounce mozzarella tươi, thái lát mỏng

1 ounce phô mai Parmesan, nạo

2 ounce phô mai hỗn hợp Ý, nạo

3 muỗng canh húng quế tươi, xắt nhỏ

Mái nhà:

½ muỗng canh hạt mắc ca, nướng và cắt nhỏ

1 ounce phô mai Parmesan, nạo

1 ounce hỗn hợp phô mai Ý, nạo

Hướng dẫn:

Tạo một nồi hơi đôi, đặt nó ở chế độ Sous Vide và đặt nhiệt độ ở mức 183 F. Nêm muối cho cà tím. Đặt túi hút chân không nằm nghiêng, đặt một nửa quả cà tím, phết nước sốt cà chua, xếp lớp phô mai mozzarella, sau đó là phô mai Parmesan, sau đó là hỗn hợp phô mai và húng quế. Che với một phần nước sốt cà chua khác.

Đóng túi cẩn thận bằng phương pháp đùn nước, giữ cho túi càng phẳng càng tốt. Nhúng túi vào bồn nước. Đặt hẹn giờ trong 2 giờ và nướng. Thở ra 2-3 lần trong 30 phút đầu tiên khi cà tím giải phóng khí khi nấu.

Khi đồng hồ bấm giờ dừng lại, hãy cẩn thận tháo túi ra và dùng ghim chọc vào góc túi để chất lỏng chảy ra khỏi túi. Đặt túi lên đĩa phục vụ, mở phần trên và nhẹ nhàng trượt lasagna lên đĩa. Rưới phần sốt cà chua còn lại, hạt mắc ca, hỗn hợp phô mai và phô mai Parmesan lên trên. Làm tan chảy và làm nâu phô mai bằng máy thổi.

Súp nấm

Thời gian chuẩn bị + nấu: 50 phút | Khẩu phần: 3

Thành phần:

1 kg nấm thập cẩm

2 củ hành tây, xắt nhỏ

3 tép tỏi

2 nhánh rau mùi tây xắt nhỏ

2 muỗng canh bột húng tây

2 muỗng canh dầu ô liu

2 cốc kem

2 chén nước luộc rau

Hướng dẫn:

Tạo một nồi hơi đôi, đặt Sous Vide vào đó và đặt nhiệt độ ở mức 185 F. Cho nấm, hành tây và cần tây vào túi có thể hút chân không. Giải phóng không khí bằng phương pháp thay thế nước, bịt kín và nhúng túi vào chậu nước. Đặt hẹn giờ trong 30 phút. Khi bộ đếm thời gian dừng lại, hãy tháo và mở túi.

Trộn các thành phần trong túi trong máy xay sinh tố. Đặt chảo trên lửa vừa, thêm dầu. Ngay khi nó bắt đầu nóng lên, thêm nấm đã xay nhuyễn và các nguyên liệu còn lại, trừ kem. Nướng trong 10 phút. Tắt lửa và thêm kem sữa. Trộn đều và phục vụ.

Risotto Parmesan chay

Thời gian chuẩn bị + nấu: 65 phút | Khẩu phần: 5

Thành phần:

2 chén gạo arborio

½ chén cơm trắng

1 chén nước luộc rau

1 cốc nước

6-8 oz phô mai Parmesan bào

1 củ hành tây xắt nhỏ

1 thìa bơ

Muối và hạt tiêu đen để nếm

Hướng dẫn:

Chuẩn bị một bain-marie và đặt Sous Vide vào đó. Đặt nhiệt độ thành 185 F. Đun chảy bơ trong chảo trên lửa vừa. Thêm hành tây, gạo và gia vị và nấu trong vài phút. Chuyển sang túi hút chân không. Giải phóng không khí bằng phương pháp thay thế nước, bịt kín và nhúng túi vào chậu nước. Đặt hẹn giờ trong 50 phút. Khi đồng hồ bấm giờ dừng lại, lấy túi ra và cho phô mai Parmesan vào khuấy đều.

súp xanh

Thời gian chuẩn bị + nấu: 55 phút | Khẩu phần: 3

Thành phần:

4 chén nước luộc rau

1 thìa dầu ô liu

1 tép tỏi, nghiền nát

1 inch gừng, thái lát

1 muỗng cà phê bột rau mùi

1 zucchini lớn, thái hạt lựu

3 chén cải xoăn

2 chén bông cải xanh, cắt thành hoa

1 quả chanh, vắt và bào

Hướng dẫn:

Tạo một nồi hơi đôi, đặt Sous Vide vào đó và đặt nhiệt độ ở mức 185 F. Đặt bông cải xanh, bí xanh, cải xoăn và rau mùi tây vào túi có thể hút chân không. Giải phóng không khí bằng phương pháp thay thế nước, bịt kín và nhúng túi vào chậu nước. Đặt hẹn giờ trong 30 phút.

Khi bộ đếm thời gian dừng lại, hãy tháo và mở túi. Cho các nguyên liệu đã hấp vào máy xay cùng với tỏi và gừng. Nghiền cho đến khi mịn. Đổ hỗn hợp nhuyễn màu xanh lá cây vào chảo và thêm phần còn lại của các thành phần được liệt kê. Đặt chảo trên lửa vừa và nấu trong 10 phút. Phục vụ như một món ăn nhẹ.

Súp rau tổng hợp

Thời gian chuẩn bị + nấu: 55 phút | Khẩu phần: 3

Thành phần:

1 củ hành ngọt, thái lát

1 muỗng cà phê bột tỏi

2 chén zucchini cắt thành khối nhỏ

3 oz kem Parmesan

2 chén rau bina bé

2 muỗng canh dầu ô liu

1 muỗng cà phê mảnh ớt đỏ

2 chén nước luộc rau

1 nhánh hương thảo

muối để hương vị

Hướng dẫn:

Tạo một chiếc bain-marie, đặt Sous Vide vào đó và đặt ở nhiệt độ 185 F. Trộn tất cả các nguyên liệu với dầu ô liu, trừ tỏi và muối, rồi cho chúng vào túi hút chân không. Giải phóng không khí bằng phương pháp thay thế nước, bịt kín và nhúng túi vào chậu nước. Đặt hẹn giờ trong 30 phút.

Khi bộ đếm thời gian dừng lại, hãy tháo và mở túi. Bỏ hương thảo. Đổ các nguyên liệu còn lại vào chảo và thêm muối và bột tỏi. Đặt chảo trên lửa vừa và nấu trong 10 phút. Phục vụ như một món ăn nhẹ.

hoành thánh hun khói

Thời gian chuẩn bị + nấu: 5 tiếng 15 phút | Khẩu phần ăn: 9)

Thành phần:

Gói hoành thánh 10oz

10 ounce rau đã chọn, nạo

2 quả trứng

1 thìa dầu ô liu

½ thìa ớt bột

½ muỗng cà phê ớt bột hun khói

½ muỗng cà phê bột tỏi

Muối và hạt tiêu đen để nếm

Hướng dẫn:

Chuẩn bị một bain marie và đặt Sous Vide vào đó. Đặt nó thành 165F.

Đánh trứng cùng với gia vị. Thêm rau và dầu. Đổ hỗn hợp vào túi có thể hút chân không - Xả khí bằng phương pháp đẩy nước, hàn kín và nhúng túi vào chậu nước. Đặt hẹn giờ trong 5 giờ.

Khi đồng hồ bấm giờ dừng lại, lấy túi ra và chuyển sang một cái bát. Chia hỗn hợp giữa các ravioli, cuộn lại và véo các cạnh. Nấu trong nước sôi trong 4 phút trên lửa vừa.

Món cơm hạt diêm mạch và cần tây

Thời gian chuẩn bị + nấu: 2 tiếng 25 phút | Khẩu phần: 6

Thành phần

1 cần tây, xắt nhỏ

1 muỗng canh tương miso

6 tép tỏi

5 nhánh cỏ xạ hương

1 muỗng cà phê bột hành

3 muỗng canh ricotta

1 muỗng canh hạt mù tạt

Nước cốt của ¼ quả chanh lớn

5 quả cà chua bi xắt nhỏ

Rau mùi tây băm nhỏ

8 oz bơ thuần chay

8 ounce quinoa nấu chín

hướng dẫn

Chuẩn bị một bain marie và đặt Sous Vide vào đó. Đặt nó thành 186F.

Đồng thời, làm nóng chảo trên lửa vừa rồi cho tỏi, húng tây, hạt mù tạt vào. Nấu khoảng 2 phút. Thêm bơ và khuấy cho đến khi vàng. Trộn với bột hành tây và đặt sang một bên. Để nguội ở nhiệt độ phòng. Cho cần tây vào túi hút chân không. Giải phóng không khí bằng phương pháp thay thế nước, bịt kín và nhúng túi vào chậu nước. Nướng trong 2 giờ.

Khi bộ đếm thời gian dừng lại, lấy túi ra và đặt vào chảo và khuấy cho đến khi có màu vàng nâu. Mùa với miso. Đặt nó sang một bên. Làm nóng chảo trên lửa vừa, thêm cà chua, mù tạt và quinoa. Kết hợp với nước cốt chanh và rau mùi tây. Ăn với hỗn hợp cần tây và cà chua.

Salad củ cải và húng quế

Thời gian chuẩn bị + nấu: 50 phút | Khẩu phần: 2

Thành phần:

20 củ cải nhỏ, tỉa

1 muỗng canh giấm rượu trắng

¼ chén húng quế xắt nhỏ

½ chén phô mai feta

1 thìa đường

1 thìa nước

¼ muỗng cà phê muối

Hướng dẫn:

Chuẩn bị một bain marie và đặt Sous Vide vào đó. Đặt nhiệt độ ở 200 F. Đặt củ cải vào một túi chân không lớn có thể bịt kín và thêm giấm, đường, muối và nước. Lắc để kết hợp. Giải phóng không khí bằng phương pháp thay thế nước, bịt kín và ngâm trong bể nước. Nướng trong 30 phút. Khi đồng hồ bấm giờ dừng, lấy túi ra và để nguội trong chậu nước đá. Phục vụ nóng. Ăn với húng quế và phô mai feta.

hỗn hợp ớt

Thời gian chuẩn bị + nấu: 35 phút | Khẩu phần: 2

Thành phần:

1 quả ớt chuông đỏ, xắt nhỏ

1 quả ớt chuông vàng, xắt nhỏ

1 quả ớt xanh, xắt nhỏ

1 quả ớt chuông màu cam lớn, xắt nhỏ

muối để hương vị

Hướng dẫn:

Tạo một nồi hơi đôi, đặt nó trên Sous Vide và đặt nhiệt độ ở mức 183 F. Cho tất cả ớt đã muối vào túi hút chân không. Giải phóng không khí bằng phương pháp thay thế nước, đóng lại và ngâm trong bồn nước. Đặt hẹn giờ trong 15 phút. Khi bộ đếm thời gian dừng lại, hãy tháo và mở túi. Phục vụ ớt với nước trái cây như một món ăn phụ.

Quinoa Củ nghệ Rau mùi

Thời gian chuẩn bị + nấu: 105 phút | Khẩu phần: 6

Thành phần:

3 chén hạt diêm mạch

2 chén kem chua

½ cốc nước

3 muỗng canh lá rau mùi

2 muỗng cà phê bột nghệ

1 thìa bơ

½ muỗng canh muối

Hướng dẫn:

Chuẩn bị một bain marie và đặt Sous Vide vào đó. Đặt thành 180F.

Đặt tất cả các thành phần trong một túi hút chân không. Khuấy để kết hợp tốt. Giải phóng không khí bằng phương pháp thay thế nước, bịt kín và nhúng túi vào chậu nước. Đặt hẹn giờ trong 90 phút. Khi bộ đếm thời gian dừng lại, hãy tháo túi ra. Phục vụ nóng.

Oregano đậu trắng

Thời gian chuẩn bị + nấu: 5 tiếng 15 phút | Khẩu phần: 8

Thành phần:

12 ounce đậu trắng

1 chén bột cà chua

8 oz nước dùng rau

1 thìa đường

3 muỗng canh bơ

1 chén hành tây xắt nhỏ

1 quả ớt chuông, xắt nhỏ

1 thìa oregano

2 muỗng canh ớt bột

Hướng dẫn:

Chuẩn bị một bain marie và đặt Sous Vide vào đó. Đặt thành 185F.

Trộn tất cả các thành phần trong một túi niêm phong chân không. Khuấy để trộn. Giải phóng không khí bằng phương pháp thay thế nước, bịt kín và nhúng túi vào chậu nước. Đặt hẹn giờ trong 5 giờ. Khi bộ đếm thời gian dừng lại, hãy tháo túi ra. Phục vụ nóng.

Salad khoai tây và chà là

Thời gian chuẩn bị + nấu: 3 tiếng 15 phút | Khẩu phần: 6

Thành phần:

2 kg khoai tây, thái hạt lựu

5 ounce ngày, xắt nhỏ

½ chén phô mai dê vụn

1 thìa oregano

1 thìa dầu ô liu

1 thìa nước cốt chanh

3 muỗng canh bơ

1 muỗng cà phê rau mùi

1 thìa muối

1 thìa rau mùi tây xắt nhỏ

¼ muỗng cà phê bột tỏi

Hướng dẫn:

Chuẩn bị một bain marie và đặt Sous Vide vào đó. Đặt thành 190F.

Cho khoai tây, bơ, chà là, oregano, ngò và muối vào túi hút chân không. Giải phóng không khí bằng phương pháp thay thế nước, bịt kín và nhúng túi vào chậu nước. Đặt hẹn giờ trong 3 giờ.

Khi đồng hồ bấm giờ dừng lại, lấy túi ra và chuyển sang một cái bát. Đánh dầu ô liu, nước cốt chanh, rau mùi tây và bột tỏi và rưới lên món salad. Nếu dùng phô mai thì rắc lên trên.

hạt tiêu

Thời gian chuẩn bị + nấu: 3 tiếng 10 phút | Khẩu phần: 4

Thành phần:

10 oz hạt

4 muỗng canh bơ

1 ½ muỗng cà phê ớt bột

10 ounce nước

½ muỗng cà phê muối tỏi

Hướng dẫn:

Chuẩn bị một bain marie và đặt Sous Vide vào đó. Đặt thành 180F.

Đặt tất cả các thành phần trong một túi hút chân không. Trộn đều bằng thìa. Giải phóng không khí bằng phương pháp thay thế nước, bịt kín và nhúng túi vào chậu nước. Đặt hẹn giờ trong 3 giờ. Khi bộ đếm thời gian dừng lại, hãy tháo túi ra. Chia giữa 4 bát phục vụ.

Hỗn hợp rau và nho

Thời gian chuẩn bị + nấu 105 phút | Khẩu phần ăn: 9)

Thành phần:

8 củ khoai lang cắt thành lát

2 củ hành đỏ, thái lát

4 ounces cà chua, xay nhuyễn

1 muỗng cà phê tỏi băm nhỏ

Muối và hạt tiêu đen để nếm

1 thìa nước ép nho

Hướng dẫn:

Chuẩn bị một bain-marie và đặt Sous Vide vào đó. Đặt nhiệt độ thành 183 F. Cho tất cả nguyên liệu vào túi hút chân không có thể hàn kín với ¼ cốc nước. Giải phóng không khí bằng phương pháp thay thế nước, bịt kín và nhúng túi vào chậu nước. Đặt hẹn giờ trong 90 phút. Khi bộ đếm thời gian dừng lại, hãy tháo túi ra. Phục vụ nóng.

Một bát đậu xanh và nấm bạc hà

Thời gian chuẩn bị + nấu: 4 tiếng 15 phút | Khẩu phần: 8

Thành phần:

9 lạng nấm

3 chén nước luộc rau

1kg đậu xanh ngâm qua đêm, để ráo nước

1 thìa bơ

1 thìa ớt bột

1 thìa mù tạt

2 muỗng canh nước ép cà chua

1 thìa muối

¼ chén bạc hà xắt nhỏ

1 thìa dầu ô liu

Hướng dẫn:

Chuẩn bị một bain marie và đặt Sous Vide vào đó. Đặt nhiệt độ thành 195 F. Đặt nước dùng và đậu xanh vào túi có thể hút chân không. Giải phóng không khí bằng phương pháp thay thế nước, bịt kín và nhúng túi vào chậu nước. Đặt hẹn giờ trong 4 giờ.

Khi bộ đếm thời gian dừng lại, hãy tháo túi ra. Đun nóng dầu trong chảo trên lửa vừa. Thêm nấm, nước ép cà chua, ớt bột, muối và mù tạt. Nướng trong 4 phút. Xả đậu xanh và thêm vào chảo. Nấu thêm 4 phút nữa. Khuấy bơ và bạc hà.

rau caponata

Thời gian chuẩn bị + nấu: 2 tiếng 15 phút | Khẩu phần: 4

Thành phần:

4 quả cà chua mận đóng hộp, nghiền nát

2 quả ớt, thái lát

2 quả bí xanh, thái lát

½ củ hành tây, thái lát

2 quả cà tím, thái lát

6 tép tỏi, băm nhỏ

2 muỗng canh dầu ô liu

6 lá húng quế

Muối và hạt tiêu đen để nếm

Hướng dẫn:

Chuẩn bị một bain marie và đặt Sous Vide vào đó. Đặt nhiệt độ thành 185 F. Kết hợp tất cả các thành phần trong túi có thể hút chân không. Giải phóng không khí bằng phương pháp thay thế nước, bịt kín và nhúng túi vào chậu nước. Đặt hẹn giờ trong 2 giờ. Khi bộ đếm thời gian dừng, đặt nó lên đĩa.

Cải Thụy Sỹ chiên chanh

Thời gian chuẩn bị + nấu: 25 phút | Khẩu phần: 2

2 pound củ cải Thụy Sĩ

4 muỗng canh dầu ô liu nguyên chất

2 tép tỏi, nghiền nát

1 quả chanh, vắt

2 muỗng cà phê muối biển

Hướng dẫn:

Rửa sạch củ cải Thụy Sĩ và để ráo nước trên một cái rây. Cắt thô bằng một con dao sắc và chuyển vào một cái bát lớn. Trộn 4 muỗng canh dầu ô liu, tỏi nghiền, nước cốt chanh và muối biển. Chuyển sang một túi hút chân không lớn và niêm phong. Nấu trong sous vide trong 10 phút ở 180 F.

Rau củ xay nhuyễn

Thời gian chuẩn bị + nấu: 3 tiếng 15 phút | Khẩu phần: 4

Thành phần:

2 zucchini, bóc vỏ và xắt nhỏ

1 củ cải, gọt vỏ và thái nhỏ

1 củ khoai lang lớn, gọt vỏ và thái hạt lựu

1 thìa bơ

Muối và hạt tiêu đen để nếm

một nhúm nhục đậu khấu

¼ muỗng cà phê húng tây

Hướng dẫn:

Chuẩn bị một bain-marie và đặt Sous Vide vào đó. Đặt nhiệt độ ở 185 F. Cho rau vào túi có thể hút chân không. Giải phóng không khí bằng phương pháp thay thế nước, đậy nắp và đặt trong nồi cách thủy, đun sôi trong 3 giờ. Khi đã sẵn sàng, lấy túi ra và nghiền rau với khoai tây nghiền. Thêm phần còn lại của các thành phần.

Bắp cải và hạt tiêu trong nước sốt cà chua

Thời gian chuẩn bị + nấu: 4 tiếng 45 phút | Khẩu phần: 6

Thành phần:

2 pound bắp cải, thái lát

1 chén ớt chuông thái lát

1 chén bột cà chua

2 củ hành tây, thái lát

1 thìa đường

Muối và hạt tiêu đen để nếm

1 muỗng canh rau mùi

1 thìa dầu ô liu

Hướng dẫn:

Chuẩn bị một bain marie và đặt Sous Vide vào đó. Đặt nó thành 184F.

Cho bắp cải và hành tây vào túi chân không và nêm gia vị. Thêm bột cà chua và trộn đều. Giải phóng không khí bằng phương pháp thay thế nước, bịt kín và nhúng túi vào chậu nước. Đặt hẹn giờ trong 4 giờ 30 phút. Khi bộ đếm thời gian dừng lại, hãy tháo túi ra.

Món cà chua đậu lăng với mù tạt

Thời gian chuẩn bị + nấu: 105 phút | Khẩu phần: 8

Thành phần:

2 chén đậu lăng

1 lon cà chua thái hạt lựu, không để ráo nước

1 chén đậu xanh

3 chén nước luộc rau

3 cốc nước

1 củ hành tây xắt nhỏ

1 củ cà rốt, thái lát

1 thìa bơ

2 muỗng canh mù tạt

1 muỗng cà phê mảnh ớt đỏ

2 thìa nước cốt chanh

Muối và hạt tiêu đen để nếm

Hướng dẫn:

Chuẩn bị một bain-marie và đặt Sous Vide vào đó. Đặt nhiệt độ thành 192 F. Đặt tất cả nguyên liệu vào túi hút chân không lớn có thể bịt kín. Giải phóng không khí bằng phương pháp thay thế nước, đóng lại và ngâm trong bồn tắm. Nướng trong 90 phút. Khi đồng hồ bấm giờ dừng lại, lấy túi ra và chuyển sang tô lớn và trộn trước khi ăn.

cơm thập cẩm paprika với nho khô

Thời gian chuẩn bị + nấu: 3 tiếng 10 phút | Khẩu phần: 6

Thành phần:

2 chén cơm trắng

2 chén nước luộc rau

⅔ cốc nước

3 muỗng canh nho khô, xắt nhỏ

2 muỗng canh kem chua

½ chén hành tím xắt nhỏ

1 quả ớt chuông, xắt nhỏ

Muối và hạt tiêu đen để nếm

1 thìa cỏ xạ hương

Hướng dẫn:

Chuẩn bị một bain marie và đặt Sous Vide vào đó. Đặt thành 180F.

Đặt tất cả các thành phần trong một túi hút chân không. Khuấy để kết hợp tốt. Giải phóng không khí bằng phương pháp thay thế nước, bịt kín và nhúng túi vào chậu nước. Đặt hẹn giờ trong 3 giờ. Khi bộ đếm thời gian dừng lại, hãy tháo túi ra. Phục vụ nóng.

súp sữa chua

Thời gian chuẩn bị + nấu: 2 tiếng 20 phút | Khẩu phần: 4

Thành phần

1 thìa dầu ô liu

1½ muỗng cà phê thì là

1 củ hành vừa, xắt nhỏ

1 tỏi tây, giảm một nửa và thái lát mỏng

muối để hương vị

2 kg cà rốt xắt nhỏ

1 lá nguyệt quế

3 chén nước luộc rau

½ cốc sữa chua nguyên kem

giấm táo

lá thì là tươi

hướng dẫn

Chuẩn bị một bain marie và đặt Sous Vide vào đó. Đặt nhiệt độ thành 186 F. Đun nóng dầu ô liu trong chảo lớn trên lửa vừa và thêm thì là. Nướng chúng trong 1 phút. Thêm hành tây, muối và tỏi tây, xào trong 5-7 phút hoặc cho đến khi mềm. Trong một bát lớn, kết hợp hành tây, lá nguyệt quế, cà rốt và 1/2 muỗng canh muối.

Phân phối hỗn hợp vào một túi niêm phong chân không. Giải phóng không khí bằng phương pháp thay thế nước, bịt kín và nhúng túi vào chậu nước. Nướng trong 2 giờ.

Khi đồng hồ bấm giờ dừng, lấy túi ra và đổ vào bát. Thêm nước dùng rau củ và khuấy đều. Cho sữa chua vào khuấy đều. Nêm súp với một ít muối và giấm và trang trí với lá thì là.

bí ngòi bơ

Thời gian chuẩn bị + nấu: 1 tiếng 35 phút | Khẩu phần: 4

Thành phần

2 muỗng canh bơ

¾ chén hành tây, xắt nhỏ

1 ½ pound zucchini, thái lát

Muối và hạt tiêu đen để nếm

½ cốc sữa nguyên chất

2 quả trứng lớn

½ chén khoai tây chiên nghiền nhỏ

hướng dẫn

Chuẩn bị một bain marie và đặt Sous Vide vào đó. Đặt thành 175F

Trong khi đó, bôi mỡ một số nồi. Đun nóng chảo lớn trên lửa vừa và làm tan chảy bơ. Thêm hành tây và chiên trong 7 phút. Thêm bí ngô, nêm muối và hạt tiêu và chiên trong 10 phút. Chia hỗn hợp vào các lọ. Để nguội và dự trữ.

Đánh sữa, muối và trứng trong một cái bát. Nêm tiêu. Đổ hỗn hợp vào lọ, đậy kín và ngâm lọ vào chậu nước. Nướng trong 60 phút. Khi bộ đếm thời gian dừng, lấy lọ ra và để nguội trong 5 phút. Ăn kèm với khoai tây chiên.

Tương ớt gừng với cà ri và quả xuân đào

Thời gian chuẩn bị + nấu: 60 phút | Khẩu phần: 3

Thành phần

½ chén đường cát

½ cốc nước

¼ chén giấm rượu trắng

1 tép tỏi, băm nhỏ

¼ chén hành trắng, thái nhỏ

Nước cốt của 1 quả chanh

2 muỗng cà phê gừng tươi nạo

2 thìa bột cà ri

Một nhúm mảnh ớt đỏ

Muối và hạt tiêu đen để nếm

hạt tiêu mảnh để hương vị

4 quả xuân đào lớn, thái lát

¼ chén húng quế tươi xắt nhỏ

hướng dẫn

Chuẩn bị một bain marie và đặt Sous Vide vào đó. Đặt nó thành 168F.

Đun nóng chảo trên lửa vừa và trộn nước, đường, giấm rượu trắng và tỏi. Khuấy cho đến khi đường mềm. Thêm nước cốt chanh, hành tây, bột cà ri, gừng và ớt đỏ. Nêm muối và hạt tiêu đen. Lắc kỹ. Cho hỗn hợp vào túi hút chân không. Giải phóng không khí bằng phương pháp thay thế nước, bịt kín và nhúng túi vào chậu nước. Nướng trong 40 phút.

Khi bộ đếm thời gian dừng lại, hãy lấy túi ra và đặt vào chậu nước đá. Đặt thức ăn lên đĩa phục vụ. Trang trí với húng quế.

Khoai tây Russet Confit với Rosemary

Thời gian chuẩn bị + nấu: 1 tiếng 15 phút | Khẩu phần: 4

Thành phần

1 pound khoai tây nâu, thái hạt lựu

muối để hương vị

¼ muỗng cà phê tiêu trắng xay

1 muỗng cà phê hương thảo tươi xắt nhỏ

2 muỗng canh bơ nguyên chất

1 thìa dầu ngô

hướng dẫn

Chuẩn bị một bain-marie và đặt Sous Vide vào đó. Đặt thành 192 F. Nêm khoai tây với lá hương thảo, muối và hạt tiêu. Trộn khoai tây với bơ và dầu. Cho vào túi hút chân không. Giải phóng không khí bằng phương pháp thay thế nước, bịt kín và nhúng túi vào chậu nước. Nướng trong 60 phút. Khi đồng hồ bấm giờ dừng lại, hãy lấy túi ra và chuyển sang một cái tô lớn. Trang trí với bơ và phục vụ.

Cà ri lê và kem dừa

Thời gian chuẩn bị + nấu: 1 tiếng 10 phút | Khẩu phần: 4

Thành phần

2 quả lê, rỗ, gọt vỏ và thái lát

1 muỗng canh bột cà ri

2 thìa nước cốt dừa

hướng dẫn

Chuẩn bị một bain marie và đặt Sous Vide vào đó. Đặt nó thành 186F.

Trộn tất cả các thành phần lại với nhau và cho vào túi hút chân không. Giải phóng không khí bằng phương pháp thay thế nước, bịt kín và nhúng túi vào chậu nước. Nướng trong 60 phút. Khi đồng hồ bấm giờ dừng lại, hãy lấy túi ra và chuyển sang một cái tô lớn. Chia ra đĩa phục vụ và phục vụ.

Bông cải xanh mềm

Thời gian chuẩn bị + nấu: 2 tiếng 15 phút | Khẩu phần: 4

Thành phần

1 đầu bông cải xanh, cắt thành hoa

½ muỗng cà phê bột tỏi

muối để hương vị

1 thìa bơ

1 muỗng canh kem nặng

hướng dẫn

Chuẩn bị một bain marie và đặt Sous Vide vào đó. Đặt thành 183 F. Khuấy bông cải xanh, muối, bột tỏi và kem chua. Cho vào túi hút chân không. Giải phóng không khí bằng phương pháp thay thế nước, bịt kín và nhúng túi vào chậu nước. Nướng trong 2 giờ.

Khi bộ đếm thời gian dừng lại, hãy tháo túi ra và chuyển sang máy xay sinh tố để xay. Mùa và phục vụ.

Trái chà là ngon và tương ớt xoài

Thời gian chuẩn bị + nấu: 1 tiếng 45 phút | Khẩu phần: 4

Thành phần

2 kg xoài xắt nhỏ

1 củ hành tây nhỏ, xắt nhỏ

½ chén đường nâu nhạt

¼ cốc chà là

2 muỗng canh giấm táo

2 muỗng canh nước cốt chanh tươi

1½ muỗng cà phê hạt mù tạt vàng

1½ muỗng cà phê hạt rau mùi

muối để hương vị

¼ muỗng cà phê bột cà ri

¼ muỗng cà phê bột nghệ khô

⅛ muỗng cà phê ớt cayenne

hướng dẫn

Chuẩn bị một bain marie và đặt Sous Vide vào đó. Đặt nó thành 183F.

Thu thập tất cả các thành phần với nhau. Cho vào túi hút chân không. Giải phóng không khí bằng phương pháp thay thế nước, bịt kín và nhúng túi vào chậu nước. Nướng trong 90 phút. Khi bộ đếm thời gian dừng, lấy túi ra và đổ vào nồi.

Salad đậu xanh quýt với các loại hạt

Thời gian chuẩn bị + nấu: 1 tiếng 10 phút | Khẩu phần ăn: 8)

Thành phần

2 pound đậu xanh, tỉa

2 quả quýt

2 muỗng canh bơ

muối để hương vị

2 lạng quả óc chó

hướng dẫn

Chuẩn bị một bain marie và đặt Sous Vide vào đó. Đặt thành 186 F. Khuấy đậu xanh, muối và bơ. Cho vào túi hút chân không. Thêm vỏ quýt và nước trái cây. Giải phóng không khí bằng phương pháp thay thế nước, bịt kín và nhúng túi vào chậu nước. Nướng trong 1 giờ. Khi đồng hồ bấm giờ dừng lại, lấy túi ra và chuyển sang một cái bát. Thêm vỏ quýt và hạt óc chó lên trên.

Kem đậu xanh nhục đậu khấu

Thời gian chuẩn bị + nấu: 1 tiếng 10 phút | Khẩu phần ăn: 8)

Thành phần

1 pound đậu xanh tươi

1 cốc kem sữa

¼ chén bơ

1 thìa bột bắp

¼ thìa hạt nhục đậu khấu

4 cây đinh hương

2 lá nguyệt quế

hạt tiêu đen để hương vị

hướng dẫn

Chuẩn bị một bain marie và đặt Sous Vide vào đó. Đặt thành 184 F. Trộn bột ngô, nhục đậu khấu và kem vào tô. Đánh đều cho đến khi bột ngô mềm ra.

Cho hỗn hợp vào túi hút chân không. Giải phóng không khí bằng phương pháp thay thế nước, bịt kín và nhúng túi vào chậu nước. Nướng trong 1 giờ. Khi bộ đếm thời gian dừng lại, lấy túi ra và lấy lá nguyệt quế ra. Phục vụ.

Bột bông cải xanh dễ dàng

Thời gian chuẩn bị + nấu: 60 phút | Khẩu phần: 4

Thành phần

1 đầu bông cải xanh

1 chén nước luộc rau

3 muỗng canh bơ

muối để hương vị

hướng dẫn

Chuẩn bị một bain marie và đặt Sous Vide vào đó. Đặt nó thành 186F.

Thêm bông cải xanh, bơ và nước luộc rau. Cho vào túi hút chân không. Giải phóng không khí bằng phương pháp thay thế nước, bịt kín và nhúng túi vào chậu nước. Nướng trong 45 phút.

Khi bộ đếm thời gian dừng lại, hãy lấy túi ra và làm trống. Dự trữ nước trái cây nấu ăn. Cho bông cải xanh vào máy xay sinh tố và xay cho đến khi mịn. Đổ vào một ít nước ép nấu ăn. Nêm muối và hạt tiêu để phục vụ.

Súp bông cải xanh với ớt đỏ

Thời gian chuẩn bị + nấu: 1 tiếng 25 phút | Khẩu phần ăn: 8)

Thành phần

2 muỗng canh dầu ô liu

1 củ hành tây lớn, xắt nhỏ

2 tép tỏi, thái lát

muối để hương vị

⅛ muỗng cà phê ớt đỏ nghiền

1 đầu bông cải xanh, cắt thành hoa

1 quả táo, gọt vỏ và thái hạt lựu

6 chén nước luộc rau

hướng dẫn

Chuẩn bị một bain marie và đặt Sous Vide vào đó. Đặt nó thành 183F.

Làm nóng chảo trên lửa vừa với dầu cho đến khi vàng. Xào hành tây, 1/4 thìa muối và tỏi trong 7 phút. Thêm mảnh ớt và trộn đều. Loại bỏ nhiệt. Để nguội.

Cho hỗn hợp táo, bông cải xanh, hành tây và 1/4 thìa muối vào túi hút chân không. Giải phóng không khí bằng phương pháp thay thế nước, bịt kín và nhúng túi vào chậu nước. Nướng trong 1 giờ.

Khi đồng hồ bấm giờ dừng lại, lấy túi ra và đặt vào nồi. Đổ nước dùng rau và trộn. Nêm muối và phục vụ.

Miso ngô ớt với mè và mật ong

Thời gian chuẩn bị + nấu: 45 phút | Khẩu phần: 4

Thành phần

4 bắp ngô

6 muỗng canh bơ

3 muỗng canh tương miso đỏ

1 thìa mật ong

1 muỗng cà phê hạt tiêu

1 thìa dầu hạt cải

1 hẹ, thái lát mỏng

1 muỗng cà phê vừng rang

hướng dẫn

Chuẩn bị một bain marie và đặt Sous Vide vào đó. Đặt thành 183 F. Làm sạch ngô và cắt bỏ lõi ngô. Rưới 2 thìa bơ lên trên mỗi bắp ngô. Cho vào túi hút chân không. Giải phóng không khí bằng phương pháp thay thế nước, bịt kín và nhúng túi vào chậu nước. Nướng trong 30 phút.

Đồng thời, trộn 4 muỗng canh bơ, 2 muỗng canh tương miso, mật ong, dầu hạt cải và hạt tiêu trong một cái bát. Lắc kỹ. Đặt nó sang một bên. Khi bộ đếm thời gian dừng lại, hãy lấy túi ra và niêm phong ngô. Rải hỗn hợp miso lên trên. Trang trí với dầu mè và hẹ.

Gnocchi kem với đậu Hà Lan

Thời gian chuẩn bị + nấu: 1 tiếng 50 phút | Khẩu phần: 2

Thành phần

1 gói gnocchi

1 thìa bơ

½ củ hành ngọt, thái lát mỏng

Muối và hạt tiêu đen để nếm

½ chén đậu Hà Lan đông lạnh

¼ chén kem chua

½ chén phô mai Pecorino Romano bào nhỏ

hướng dẫn

Chuẩn bị một bain marie và đặt Sous Vide vào đó. Đặt thành 183 F. Đặt gnocchi vào túi hút chân không. Giải phóng không khí bằng phương pháp thay thế nước, bịt kín và nhúng túi vào chậu nước. Nướng trong 1 giờ 30 phút.

Khi bộ đếm thời gian dừng lại, hãy lấy túi ra và đặt nó sang một bên. Làm nóng chảo trên lửa vừa với bơ và chiên hành tây trong 3 phút. Thêm đậu và kem đông lạnh và đun sôi. Kết hợp gnocchi với nước sốt kem, nêm hạt tiêu và muối và phục vụ trên đĩa.

Salad mật ong và rau arugula

Thời gian chuẩn bị + nấu: 3 tiếng 50 phút | Khẩu phần: 4

Thành phần

2 thìa mật ong

2 quả táo, đọ sức, giảm một nửa và thái lát

½ chén quả óc chó, nướng và xắt nhỏ

½ chén phô mai Grana Padano nạo

4 chén rau xà lách

muối biển để hương vị

<u>Mặc</u>

¼ chén dầu ô liu

1 muỗng canh giấm rượu trắng

1 muỗng cà phê mù tạt Dijon

1 tép tỏi, băm nhỏ

muối để hương vị

hướng dẫn

Chuẩn bị một bain marie và đặt Sous Vide vào đó. Đặt nhiệt độ ở 158 F. Cho mật ong vào hộp thủy tinh và đun nóng trong 30 giây, thêm táo vào và trộn đều. Đặt nó trong một túi niêm phong chân không. Giải phóng không khí bằng phương pháp thay thế nước, bịt kín và nhúng túi vào chậu nước. Nướng trong 30 phút.

Khi đồng hồ bấm giờ dừng, lấy túi ra và đặt vào chậu nước đá trong 5 phút. Làm lạnh trong 3 giờ. Trộn tất cả các thành phần nước sốt trong bình và lắc đều. Để nguội trong tủ lạnh một lúc.

Trộn rau arugula, quả óc chó và pho mát Grana Padano trong một cái bát. Thêm lát đào. Băng lại. Nêm muối và hạt tiêu và phục vụ.

Cua sốt bơ chanh

Thời gian chuẩn bị + nấu: 70 phút | Khẩu phần: 4

Thành phần

6 tép tỏi, băm nhỏ

Vỏ và nước cốt của ½ quả chanh

1 pound thịt cua

4 muỗng canh bơ

hướng dẫn

Chuẩn bị một bain marie và đặt Sous Vide vào đó. Đặt nhiệt độ thành 137 F. Trộn kỹ một nửa số tỏi, vỏ chanh và một nửa nước cốt chanh. Đặt nó sang một bên. Cho hỗn hợp thịt cua, bơ và chanh vào túi hút chân không. Giải phóng không khí bằng phương pháp thay thế nước, bịt kín và nhúng túi vào chậu nước. Nướng trong 50 phút. Khi bộ đếm thời gian dừng lại, hãy tháo túi ra. Loại bỏ các loại nước ép nấu ăn.

Làm nóng chảo trên lửa vừa và thấp và đổ bơ còn lại, hỗn hợp chanh còn lại và nước cốt chanh còn lại vào. Cho cua vào bốn bánh ramekins, rưới bơ chanh.

Cá Hồi Nhanh Miền Bắc

Thời gian chuẩn bị + nấu: 30 phút | Khẩu phần: 4

Thành phần

1 thìa dầu ô liu

4 miếng phi lê cá hồi có da

Muối và hạt tiêu đen để nếm

Vỏ và nước cốt của 1 quả chanh

2 muỗng canh mù tạt vàng

2 muỗng canh dầu mè

hướng dẫn

Chuẩn bị một bain-marie và đặt Sous Vide vào đó. Đặt thành 114 F. Nêm cá hồi với muối và hạt tiêu. Khuấy vỏ chanh và nước trái cây, dầu và mù tạt. Cho cá hồi vào 2 túi hút chân không cùng với hỗn hợp mù tạt. Xả không khí bằng phương pháp thay thế nước, bịt kín và nhúng túi vào bồn tắm. Nướng trong 20 phút. Đun nóng dầu mè trong chảo. Khi bộ đếm thời gian dừng lại, lấy cá hồi ra và lau khô. Đặt cá hồi vào chảo và chiên trong 30 giây cho mỗi bên.

Cá hồi sốt mù tạt ngon tuyệt

Thời gian chuẩn bị + nấu: 35 phút | Khẩu phần: 4

Thành phần

¼ chén dầu ô liu

4 miếng phi lê cá hồi, bóc vỏ và thái lát

½ chén nước sốt tamari

¼ chén đường nâu nhạt

2 tép tỏi, băm nhỏ

1 muỗng canh mù tạt Coleman

hướng dẫn

Chuẩn bị một bain-marie và đặt Sous Vide vào đó. Đặt ở 130 F. Khuấy sốt Tamari, đường nâu, dầu ô liu và tỏi. Cho cá hồi vào túi hút chân không cùng với hỗn hợp tương tamari. Giải phóng không khí bằng phương pháp thay thế nước, bịt kín và nhúng túi vào chậu nước. Nướng trong 30 phút.

Khi đồng hồ bấm giờ dừng, lấy cá hồi ra và lau khô bằng khăn bếp. Loại bỏ các loại nước ép nấu ăn. Trang trí với sốt tamari và mù tạt để phục vụ.

Cá ngừ sốt mè gừng

Thời gian chuẩn bị + nấu: 45 phút | Khẩu phần: 6

Thành phần:

Cá ngừ:

3 miếng bít tết cá ngừ

Muối và hạt tiêu đen để nếm

⅓ chén dầu ô liu

2 thìa dầu hạt cải

½ chén hạt vừng đen

½ chén hạt mè trắng

Nước sốt gừng:

1 inch gừng, nạo

2 củ hẹ, xắt nhỏ

1 quả ớt chuông đỏ, xắt nhỏ

3 muỗng canh nước

Nước cốt của 2 ½ quả chanh

1 ½ muỗng canh dấm gạo

2 ½ muỗng canh nước tương

1 muỗng canh nước mắm

1 ½ thìa đường

1 bó lá xà lách xanh

Hướng dẫn:

Bắt đầu với nước sốt: Đặt một cái chảo nhỏ trên lửa nhỏ và thêm dầu ô liu. Sau khi đun nóng, thêm gừng và hạt tiêu. Đun sôi 3 phút Cho đường và giấm vào, khuấy đều và nấu cho đến khi đường tan. thêm nước và đun sôi. Thêm nước tương, nước mắm và nước cốt chanh và nấu trong 2 phút. Dự trữ để làm mát.

Tạo một nồi hơi đôi, đặt Sous Vide vào đó và đặt nhiệt độ ở mức 110 F. Nêm cá ngừ với muối và tiêu rồi cho vào 3 túi chân không riêng biệt. Thêm dầu, xả không khí ra khỏi túi bằng phương pháp thay nước, đóng túi và ngâm túi vào chậu nước. Đặt hẹn giờ trong 30 phút.

Khi bộ đếm thời gian dừng lại, hãy tháo và mở túi. Đặt cá ngừ sang một bên. Đặt chảo trên lửa nhỏ và thêm dầu canola. Trong khi đun, khuấy hạt vừng trong một cái bát. Lau khô cá ngừ, phủ hạt mè lên trên và chiên trong dầu nóng cả mặt trên và mặt dưới cho đến khi hạt bắt đầu chín.

Cắt cá ngừ thành dải mỏng. Đặt đĩa salad và trải cá ngừ lên trên lớp salad. Ăn với nước sốt gừng như một món khai vị.

119

Cơm cuộn cua tỏi chanh

Thời gian chuẩn bị + nấu: 60 phút | Khẩu phần: 4

Thành phần

4 muỗng canh bơ

1 kg thịt cua luộc

2 tép tỏi, băm nhỏ

Vỏ và nước cốt của ½ quả chanh

½ chén sốt mayonaise

1 củ thì là, xắt nhỏ

Muối và hạt tiêu đen để nếm

4 bánh, tách, bôi dầu và nướng

hướng dẫn

Chuẩn bị một bain-marie và đặt Sous Vide vào đó. Đặt thành 137 F. Khuấy tỏi, vỏ chanh và 1/4 cốc nước cốt chanh. Cho thịt cua vào túi hút chân không cùng với hỗn hợp bơ-chanh. Giải phóng không khí bằng phương pháp thay thế nước, bịt kín và nhúng túi vào chậu nước. Nướng trong 50 phút.

Khi đồng hồ bấm giờ dừng lại, lấy túi ra và chuyển sang một cái bát. Loại bỏ các loại nước ép nấu ăn. Kết hợp thịt cua với nước cốt chanh còn lại, sốt mayonnaise, thì là, thì là, muối và hạt tiêu. Đổ hỗn hợp thịt cua vào cuộn trước khi ăn.

Bạch tuộc nướng sốt chanh

Thời gian chuẩn bị + nấu: 4 tiếng 15 phút | Khẩu phần: 4

Thành phần

5 muỗng canh dầu ô liu

1 pound xúc tu bạch tuộc

Muối và hạt tiêu đen để nếm

2 thìa nước cốt chanh

1 muỗng canh vỏ chanh

1 muỗng canh mùi tây tươi xắt nhỏ

1 thìa cỏ xạ hương

1 thìa ớt bột

hướng dẫn

Chuẩn bị một bain marie và đặt Sous Vide vào đó. Đặt thành 179 F. Cắt các xúc tu thành các đoạn dài vừa phải. Nêm với muối và hạt tiêu. Đặt chiều dài trong một túi kín chân không với dầu ô liu. Giải phóng không khí bằng phương pháp thay thế nước, bịt kín và nhúng túi vào chậu nước. Nướng trong 4 giờ.

Khi bộ đếm thời gian dừng, lấy bạch tuộc ra và lau khô bằng khăn bếp. Loại bỏ các loại nước ép nấu ăn. Mưa phùn với dầu ô liu.

Làm nóng vỉ nướng trên lửa vừa và chiên xúc tu cả hai mặt trong 10-15 giây. Đặt nó sang một bên. Trộn đều nước cốt chanh, vỏ chanh, ớt bột, cỏ xạ hương và rau mùi tây. Phủ sốt chanh lên bạch tuộc.

Xiên tôm Creole

Thời gian chuẩn bị + nấu: 50 phút | Khẩu phần: 4

Thành phần

Vỏ và nước cốt của 1 quả chanh

6 muỗng canh bơ

2 tép tỏi, băm nhỏ

Muối và hạt tiêu trắng để nếm

1 muỗng canh gia vị Creole

1½ kg tôm, làm sạch

1 muỗng canh thì là tươi xắt nhỏ + để trang trí

chanh lát

hướng dẫn

Chuẩn bị một bain marie và đặt Sous Vide vào đó. Đặt nó thành 137F.

Đun chảy bơ trong chảo trên lửa vừa và thêm tỏi, gia vị creole, vỏ chanh và nước trái cây, muối và hạt tiêu. Nướng trong 5 phút, cho đến khi bơ tan chảy. Dự trữ và để nguội.

Cho tôm vào túi hút chân không cùng với hỗn hợp bơ. Giải phóng không khí bằng phương pháp thay thế nước, bịt kín và nhúng túi vào chậu nước. Nướng trong 30 phút.

Khi hết giờ, lấy tôm ra và thấm khô bằng khăn giấy. Loại bỏ các loại nước ép nấu ăn. Đặt tôm vào xiên và trang trí với thì là và vắt chanh để phục vụ.

Tôm sốt cay

Chuẩn bị + thời gian nấu: 40 phút + để nguội | Khẩu phần: 5

Thành phần

2 pound tôm, làm sạch và bóc vỏ

1 chén cà chua xay nhuyễn

2 muỗng canh nước sốt cải ngựa

1 thìa nước cốt chanh

1 muỗng cà phê sốt Tabasco

Muối và hạt tiêu đen để nếm

hướng dẫn

Chuẩn bị một bain-marie và đặt Sous Vide vào đó. Đặt nhiệt độ thành 137 F. Đặt tôm vào túi hút chân không. Giải phóng không khí bằng phương pháp thay thế nước, đóng túi và nhúng túi vào bồn tắm. Nướng trong 30 phút.

Khi đồng hồ bấm giờ dừng, lấy túi ra và đặt vào bồn nước đá trong 10 phút. Để nguội trong tủ lạnh trong 1-6 giờ. Trộn đều cà chua xay nhuyễn, sốt cải ngựa, nước tương, nước cốt chanh, sốt Tabasco, muối và hạt tiêu. Phục vụ tôm với nước sốt.

Paltus với hẹ tây và tarragon

Thời gian chuẩn bị + nấu: 50 phút | Khẩu phần: 2

Thành phần:

2 kg phi lê duy nhất

3 nhánh lá ngải giấm

1 muỗng cà phê bột tỏi

1 muỗng cà phê bột hành

Muối và hạt tiêu trắng để nếm

2 ½ muỗng cà phê + 2 muỗng cà phê bơ

2 củ hẹ, bóc vỏ và giảm một nửa

2 nhánh cỏ xạ hương

lát chanh để trang trí

Hướng dẫn:

Tạo một nồi hơi đôi, cho Sous Vide vào và đặt ở nhiệt độ 124 F. Cắt phi lê cá bơn thành ba miếng mỗi miếng và chà xát với muối, bột tỏi, bột hành và hạt tiêu. Cho phi lê, ngải giấm và 2½ muỗng cà phê bơ vào ba túi hút chân không riêng biệt. Giải phóng không khí bằng phương pháp thay thế nước và niêm phong các túi. Cho chúng vào nồi cách thủy và nấu trong 40 phút.

Khi bộ đếm thời gian dừng lại, hãy tháo và mở các túi. Đặt chảo trên lửa nhỏ và thêm bơ còn lại. Sau khi đun, bóc vỏ cá bơn và lau khô. Thêm cá bơn với hẹ và cỏ xạ hương và chiên cho đến khi giòn cả mặt trên và mặt dưới. Trang trí với lát chanh. Phục vụ với một bên rau hấp.

Cá tuyết với bơ thảo mộc và chanh

Thời gian chuẩn bị + nấu: 37 phút | Khẩu phần: 6

Thành phần

8 muỗng canh bơ

6 phi lê cá tuyết

Muối và hạt tiêu đen để nếm

Vỏ của ½ quả chanh

1 muỗng canh thì là tươi xắt nhỏ

½ muỗng canh hẹ tươi xắt nhỏ

½ muỗng canh húng quế tươi xắt nhỏ

½ muỗng canh cây xô thơm tươi xắt nhỏ

hướng dẫn

Chuẩn bị một bain marie và đặt Sous Vide vào đó. Đặt thành 134 F.
Nêm cá tuyết với muối và hạt tiêu. Cho cá tuyết và vỏ chanh vào túi
kín.

Trong một túi hút chân không riêng biệt, đặt bơ, một nửa thì là, hẹ, húng quế và cây xô thơm. Xả không khí bằng phương pháp thay thế nước, bịt kín và nhúng cả hai túi vào chậu nước. Nướng trong 30 phút.

Khi đồng hồ bấm giờ dừng, lấy cá tuyết ra và lau khô bằng khăn bếp. Loại bỏ các loại nước ép nấu ăn. Lấy bơ ra khỏi túi thứ hai và đổ lên cá tuyết. Trang trí với thì là còn lại.

Cá mú với Beurre Nantais

Thời gian chuẩn bị + nấu: 45 phút | Khẩu phần: 6

Thành phần:

<u>cá mú:</u>

2 kg cá mú, cắt làm 3 khúc

1 muỗng cà phê bột thì là

½ muỗng cà phê bột tỏi

½ muỗng cà phê bột hành

½ muỗng cà phê bột rau mùi

¼ chén gia vị cá

¼ chén dầu hồ đào

Muối và hạt tiêu trắng để nếm

<u>Berre Blanc:</u>

1kg bơ

2 muỗng canh giấm táo

2 củ hẹ, xắt nhỏ

1 muỗng cà phê tiêu đen xay

5 ounces kem nặng,

muối để hương vị

2 nhánh thì là

1 thìa nước cốt chanh

1 muỗng canh bột nghệ

Hướng dẫn:

Tạo một nồi hơi đôi, cho vào Sous Vide và đặt ở nhiệt độ 132 F. Nêm các miếng với muối và tiêu trắng. Đặt trong một túi hút chân không có thể bịt kín, giải phóng không khí bằng phương pháp thay thế nước, hàn kín và ngâm túi trong bể nước. Đặt hẹn giờ trong 30 phút. Khuấy thì là, tỏi, hành tây, rau mùi và gia vị cá. Đặt nó sang một bên.

Trong khi đó, làm beurre blanc. Đặt chảo trên lửa vừa và thêm hành tây, giấm và hạt tiêu. Đun sôi cho đến khi bạn nhận được xi-rô. Hạ nhiệt và thêm bơ, khuấy liên tục. Thêm thì là, nước cốt chanh và bột nghệ, khuấy liên tục và nấu trong 2 phút. Thêm kem và nêm muối. Nấu trong 1 phút. Tắt nhiệt và đặt sang một bên.

Khi bộ đếm thời gian dừng lại, hãy tháo và mở túi. Đặt chảo trên lửa vừa, thêm dầu hồ đào. Làm khô chảo và nêm hỗn hợp gia vị và chiên chúng trong dầu nóng. Phục vụ rau bina hấp và nantais beurre cùng với rau bina hấp.

vảy cá ngừ

Thời gian chuẩn bị + nấu: 1 tiếng 45 phút | Khẩu phần: 4

Thành phần:

¼ kg bít tết cá ngừ

1 muỗng cà phê lá hương thảo

1 muỗng cà phê lá húng tây

2 chén dầu ô liu

1 tép tỏi, băm nhỏ

Hướng dẫn:

Chuẩn bị một cái bain-marie, cho Sous Vide vào đó và đặt nhiệt độ ở mức 135 F. Đặt bít tết cá ngừ, muối, lá hương thảo, tỏi, cỏ xạ hương và hai thìa dầu vào túi hút chân không. Giải phóng không khí bằng phương pháp thay thế nước, bịt kín và nhúng túi vào chậu nước. Đặt hẹn giờ trong 1 giờ 30 phút.

Khi bộ đếm thời gian dừng lại, hãy tháo túi ra. Đặt cá ngừ vào một cái bát và đặt sang một bên. Đặt chảo trên lửa lớn, thêm dầu còn lại. Sau khi đun nóng, đổ qua cá ngừ. Cắt nhỏ cá ngừ bằng hai cái nĩa. Chuyển và bảo quản trong hộp kín với dầu ô liu trong tối đa một tuần. Phục vụ trong món salad.

sò điệp bơ

Thời gian chuẩn bị + nấu: 55 phút | Khẩu phần: 3

Thành phần:

½ kg sò điệp
3 muỗng cà phê bơ (2 muỗng cà phê để nướng + 1 muỗng cà phê để chiên)
Muối và hạt tiêu đen để nếm

Hướng dẫn:

Đun cách thủy, cho Sous Vide vào và đặt nhiệt độ ở 140 F. Dùng khăn giấy thấm khô sò điệp. Cho sò điệp, muối, 2 thìa bơ và hạt tiêu vào túi hút chân không. Giải phóng không khí bằng phương pháp thay thế nước, niêm phong và nhúng túi vào chậu nước và đặt hẹn giờ trong 40 phút.

Khi bộ đếm thời gian dừng lại, hãy tháo và mở túi. Thấm khô sò điệp bằng khăn giấy và đặt sang một bên. Đặt chảo trên lửa vừa và bơ còn lại. Sau khi tan chảy, chiên sò điệp cho đến khi vàng cả hai mặt. Phục vụ cùng với rau trộn bơ.

cá mòi bạc hà

Thời gian chuẩn bị + nấu: 1 tiếng 20 phút | Khẩu phần: 3

Thành phần:

2 kg cá mòi

¼ chén dầu ô liu

3 tép tỏi, nghiền nát

1 quả chanh lớn, mới vắt

2 nhánh bạc hà tươi

Muối và hạt tiêu đen để nếm

Hướng dẫn:

Rửa và làm sạch từng con cá, nhưng giữ lại da. Lau khô bằng giấy ăn.

Trong một bát lớn, trộn dầu ô liu với tỏi, nước cốt chanh, bạc hà tươi, muối và hạt tiêu. Đặt cá mòi với nước xốt trong một túi hút chân không lớn. Nướng trong nồi hơi đôi trong một giờ ở 104 F. Lấy ra khỏi bồn tắm và để ráo nước, nhưng để dành nước sốt. Rưới nước sốt và tỏi tây hấp lên cá.

Vàng với rượu vang trắng

Thời gian chuẩn bị + nấu: 2 tiếng | Khẩu phần: 2

Thành phần:

1 pound cá tráp, dày khoảng 1 inch, làm sạch

1 chén dầu ô liu nguyên chất

1 quả chanh, vắt

1 thìa đường

1 muỗng canh hương thảo khô

½ muỗng canh oregano khô

2 tép tỏi, nghiền nát

½ chén rượu trắng

1 muỗng cà phê muối biển

Hướng dẫn:

Trong một bát lớn, trộn dầu ô liu với nước cốt chanh, đường, lá hương thảo, lá oregano, tỏi nghiền, rượu và muối. Nhúng cá vào hỗn hợp này và ướp trong một giờ trong tủ lạnh. Lấy ra khỏi tủ lạnh và để ráo nước, nhưng để dành chất lỏng để phục vụ. Đặt phi lê vào một túi hút chân không lớn và đóng dấu. Nấu sous vide trong 40 phút ở 122 F. Rưới nước xốt còn lại lên miếng phi lê và phục vụ.

Salad cá hồi và cải xoăn với bơ

Thời gian chuẩn bị + nấu: 1 tiếng | Khẩu phần: 3

Thành phần:

1kg phi lê cá hồi không da

Muối và hạt tiêu đen để nếm

½ quả chanh hữu cơ, vắt

1 thìa dầu ô liu

1 chén lá cải xoăn, thái nhỏ

½ chén cà rốt nướng, thái lát

½ quả bơ chín, cắt thành khối nhỏ

1 muỗng canh thì là tươi

1 muỗng canh lá mùi tây tươi

Hướng dẫn:

Nêm muối và hạt tiêu ở cả hai mặt rồi cho vào túi ziplock lớn. Đóng túi và nấu sous vide trong 40 phút ở 122 F. Lấy cá hồi ra khỏi nồi hơi đôi và đặt sang một bên.

Trộn nước cốt chanh, một chút muối và hạt tiêu đen trong một cái bát và thêm từng chút dầu ô liu vào, khuấy liên tục. Thêm cải xoăn đã cắt nhỏ và trộn đều với giấm. Thêm cà rốt nướng, bơ, thì là và rau mùi tây. Khuấy nhẹ nhàng để kết hợp. Chuyển sang đĩa và phục vụ với cá hồi.

cá hồi với gừng

Thời gian chuẩn bị + nấu: 45 phút | Khẩu phần: 4

Thành phần:

4 miếng phi lê cá hồi, còn da

2 muỗng canh dầu mè

1 ½ dầu ô liu

2 muỗng canh gừng, nạo

2 muỗng canh đường

Hướng dẫn:

Tạo một nồi hơi đôi, đặt Sous Vide vào đó và đặt thành 124F. Nêm cá hồi với muối và hạt tiêu. Cho phần còn lại của các thành phần được liệt kê vào một cái bát và trộn.

Cho hỗn hợp cá hồi và đường vào hai túi hút chân không, giải phóng không khí bằng phương pháp tách nước, hàn kín và nhúng túi vào chậu nước. Đặt hẹn giờ trong 30 phút.

Khi bộ đếm thời gian dừng lại, hãy tháo và mở túi. Đặt chảo lên lửa vừa, lót giấy nướng dưới đáy và đun nóng. Thêm cá hồi, úp mặt da xuống và chiên trong 1 phút mỗi lần. Phục vụ cùng với bông cải xanh bơ.

Vẹm trong nước chanh tươi

Thời gian chuẩn bị + nấu: 40 phút | Khẩu phần: 2

Thành phần:

1 pound hến tươi, cạo

1 củ hành vừa, bóc vỏ và thái nhỏ

Tép tỏi, đập dập

½ chén nước cốt chanh mới vắt

¼ chén mùi tây tươi, thái nhỏ

1 muỗng canh hương thảo, thái nhỏ

2 muỗng canh dầu ô liu

Hướng dẫn:

Cho vẹm vào một túi lớn có nắp đậy cùng với nước cốt chanh, tỏi, hành tây, rau mùi tây, hương thảo và dầu ô liu. Nấu sous vide trong 30 phút ở 122 F. Phục vụ với salad xanh.

Bít tết cá ngừ ướp rau thơm

Thời gian chuẩn bị + nấu: 1 tiếng 25 phút | Khẩu phần: 5

Thành phần:

2 pound bít tết cá ngừ, dày khoảng 1 inch

1 muỗng cà phê cỏ xạ hương khô, xay

1 muỗng cà phê húng quế tươi, thái nhỏ

¼ chén hẹ xắt nhỏ

2 muỗng canh mùi tây tươi, thái nhỏ

1 muỗng canh thì là tươi, thái nhỏ

1 muỗng cà phê vỏ chanh tươi

½ chén hạt vừng

4 muỗng canh dầu ô liu

Muối và hạt tiêu đen để nếm

Hướng dẫn:

Rửa sạch phi lê cá ngừ dưới vòi nước lạnh và thấm khô bằng khăn giấy. Đặt nó sang một bên.

Trong một bát lớn, kết hợp cỏ xạ hương, húng quế, hẹ, rau mùi tây, thì là, dầu ô liu, muối và hạt tiêu. Khuấy cho đến khi kết hợp tốt, sau đó nhúng bít tết vào nước xốt này. Đậy kín và để tủ lạnh trong 30 phút.

Đặt bít tết với nước xốt trong một túi hút chân không lớn. Nhấn túi để loại bỏ không khí và đóng nắp. Nấu sous vide trong 40 phút ở 131 độ.

Lấy bít tết ra khỏi túi và đặt chúng lên giấy ăn. Lau khô nhẹ nhàng và loại bỏ các loại thảo mộc. Làm nóng chảo ở nhiệt độ cao. Lăn bít tết trong hạt vừng và đặt vào chảo. Nấu trong 1 phút cho mỗi bên và loại bỏ nhiệt.

bít tết cua

Thời gian chuẩn bị + nấu: 65 phút | Khẩu phần: 4

Thành phần:

1 kg thịt cua miếng

1 chén hành tím, thái nhỏ

½ chén ớt chuông đỏ thái nhỏ

2 muỗng canh ớt, thái nhỏ

1 muỗng canh lá cần tây, thái nhỏ

1 muỗng canh lá mùi tây, thái nhỏ

½ muỗng cà phê tarragon, thái nhỏ

Muối và hạt tiêu đen để nếm

4 muỗng canh dầu ô liu

2 thìa bột hạnh nhân

3 quả trứng đánh tan

Hướng dẫn:

Đun nóng 2 muỗng canh dầu ô liu trong chảo và thêm hành tây. Chiên cho đến khi trong suốt và thêm ớt đỏ xắt nhỏ và hạt tiêu. Nấu trong 5 phút, khuấy liên tục.

Chuyển đến một bát lớn. Thêm thịt cua, cần tây, mùi tây, ngải giấm, muối, hạt tiêu, bột hạnh nhân và trứng. Trộn đều và tạo thành hỗn hợp thành miếng có đường kính 2 inch. Nhẹ nhàng chia các miếng chả vào hai túi hút chân không và dán kín. Nấu trong sous vide trong 40 phút ở 122 F.

Đun nóng dầu còn lại trong chảo chống dính ở nhiệt độ cao. Lấy bánh mì kẹp thịt ra khỏi nồi hơi đôi và đặt vào chảo. Nướng vàng cả hai mặt trong 3-4 phút và phục vụ.

trà hạt tiêu

Thời gian chuẩn bị + nấu: 1 tiếng 15 phút | Khẩu phần: 5

Thành phần:

1 pound mùi hương tươi

½ cốc nước cốt chanh

3 tép tỏi, nghiền nát

1 thìa muối

1 chén dầu ô liu nguyên chất

2 muỗng canh thì là tươi, thái nhỏ

1 muỗng canh hẹ, xắt nhỏ

1 muỗng canh ớt, xay

Hướng dẫn:

Rửa sạch các mùi dưới vòi nước lạnh và để ráo nước. Đặt nó sang một bên.

Trong một bát lớn, trộn dầu ô liu với nước cốt chanh, tỏi nghiền, muối biển, thì là xắt nhỏ, hẹ xắt nhỏ và hạt tiêu. Cho tan chảy vào hỗn hợp này và đậy nắp. Làm lạnh trong 20 phút.

Lấy ra khỏi tủ lạnh và cho vào một túi hút chân không lớn cùng với nước xốt. Nấu sous vide trong 40 phút ở 104 F. Lấy ra khỏi bain-marie và để ráo nước, để dành chất lỏng.

Đun nóng chảo lớn trên lửa vừa. Thêm gia vị và nấu nhanh trong 3-4 phút, lật mặt. Tắt bếp và chuyển sang đĩa phục vụ. Mưa phùn với nước xốt và phục vụ ngay lập tức.

Phi lê cá tra tẩm ướp

Thời gian chuẩn bị + nấu: 1 tiếng 20 phút | Khẩu phần: 3

Thành phần:

1 kg phi lê cá tra

½ cốc nước cốt chanh

½ chén lá mùi tây thái nhỏ

2 tép tỏi, nghiền nát

1 chén hành tây, thái nhỏ

1 muỗng canh thì là tươi, thái nhỏ

1 muỗng canh lá hương thảo tươi, thái nhỏ

2 cốc nước ép táo tươi

2 muỗng canh mù tạt Dijon

1 chén dầu ô liu nguyên chất

Hướng dẫn:

Trong một bát lớn, trộn đều nước cốt chanh, lá mùi tây, tỏi nghiền, hành tây xắt nhỏ, thì là tươi, lá hương thảo, nước ép táo, mù tạt và dầu ô liu. Đánh đều cho đến khi kết hợp tốt. Nhúng miếng phi lê vào hỗn hợp này và đậy nắp kín. Làm lạnh trong 30 phút.

Lấy ra khỏi tủ lạnh và cho vào 2 túi hút chân không. Đậy nắp và nấu sous vide trong 40 phút ở 122 F. Lấy ra và để ráo nước; chất lỏng dự trữ. Phục vụ mưa phùn với chất lỏng của bạn.

Salsa tôm với chanh

Thời gian chuẩn bị + nấu: 35 phút | Khẩu phần: 4

Thành phần:

12 con tôm lớn, bóc vỏ và làm sạch

1 thìa muối

1 thìa đường

3 muỗng canh dầu ô liu

1 lá nguyệt quế

1 nhánh rau mùi tây, xắt nhỏ

2 muỗng canh vỏ chanh

1 thìa nước cốt chanh

Hướng dẫn:

Làm bain marie, cho vào Sous Vide và đặt ở nhiệt độ 156 F. Cho tôm, muối và đường vào tô, khuấy đều và để yên trong 15 phút. Cho tôm, lá nguyệt quế, dầu ô liu và vỏ chanh vào túi hút chân không. Giải phóng không khí bằng phương pháp thay thế nước và bịt kín. Nhúng vào bồn tắm và nấu trong 10 phút. Khi bộ đếm thời gian dừng lại, hãy tháo và mở túi. Đổ nước ngập tôm và nước cốt chanh.

Sous Vide cá bơn

Thời gian chuẩn bị + nấu: 1 tiếng 20 phút | Khẩu phần: 4

Thành phần:

1 pound phi lê duy nhất

3 muỗng canh dầu ô liu

¼ chén hẹ, thái nhỏ

1 muỗng cà phê vỏ chanh tươi

½ muỗng cà phê cỏ xạ hương khô, xay

1 muỗng canh mùi tây tươi, thái nhỏ

1 muỗng cà phê thì là tươi, thái nhỏ

Muối và hạt tiêu đen để nếm

Hướng dẫn:

Rửa sạch cá dưới vòi nước lạnh và thấm khô bằng khăn giấy. Cắt thành lát mỏng, rắc nhiều muối và hạt tiêu. Đặt trong một túi niêm phong chân không lớn và thêm hai muỗng canh dầu ô liu. Nêm hẹ, húng tây, rau mùi tây, thì là, muối và hạt tiêu.

Nhấn túi để loại bỏ không khí và đóng nắp. Lắc túi để gia vị bao phủ tất cả các miếng phi lê và cho vào tủ lạnh trong 30 phút trước khi nấu. Nấu sous vide trong 40 phút ở 131 F.

Lấy túi ra khỏi nước và để nguội một chút. Đặt trên giấy ăn và để ráo nước. Loại bỏ các loại thảo mộc.

Đun nóng dầu còn lại trong chảo lớn trên lửa lớn. Thêm phi lê và nấu trong 2 phút. Lật miếng phi lê và nấu trong khoảng 35-40 giây rồi bắc ra khỏi bếp. Đặt cá trở lại trên khăn giấy và loại bỏ chất béo dư thừa. Phục vụ ngay lập tức.

đế bơ chanh

Thời gian chuẩn bị + nấu: 45 phút | Khẩu phần: 3

Thành phần:

3 tấm đỡ

1 ½ muỗng canh bơ không ướp muối

¼ chén nước cốt chanh

½ muỗng cà phê vỏ chanh

tiêu chanh để hương vị

1 nhánh mùi tây để trang trí

Hướng dẫn:

Đun cách thủy, cho vào Sous Vide và đặt ở nhiệt độ 132 F. Làm khô đế và cho vào 3 túi hút chân không riêng biệt. Giải phóng không khí bằng phương pháp thay thế nước và niêm phong các túi. Nhúng hồ bơi và đặt hẹn giờ trong 30 phút.

Đặt một chảo nhỏ trên lửa vừa, thêm bơ. Sau khi tan chảy, loại bỏ nhiệt. Thêm nước cốt chanh và vỏ chanh và trộn.

Khi bộ đếm thời gian dừng lại, hãy tháo và mở túi. Chuyển bánh tartlet ra đĩa phục vụ, rưới nước sốt bơ và trang trí với rau mùi tây. Ăn kèm với rau xanh hấp.

Cá tuyết hầm húng quế

Thời gian chuẩn bị + nấu: 50 phút | Khẩu phần: 4

Thành phần:

1 pound phi lê cá tuyết

1 chén cà chua nướng

1 muỗng canh húng quế, sấy khô

1 chén nước kho cá

2 thìa tương cà chua

3 nhánh cần tây, thái nhỏ

1 củ cà rốt, thái lát

¼ chén dầu ô liu

1 củ hành tây, thái nhỏ

½ chén nấm nút

Hướng dẫn:

Đun nóng dầu trong chảo lớn trên lửa vừa. Thêm cần tây, hành tây và cà rốt. Chiên trong 10 phút. Tắt bếp và chuyển sang túi hút chân không cùng với các thành phần khác. Nấu trong sous vide trong 40 phút ở 122 F.

cá rô phi đơn giản

Thời gian chuẩn bị + nấu: 1 tiếng 10 phút | Khẩu phần: 3

Thành phần

3 (4 oz) phi lê cá rô phi

3 muỗng canh bơ

1 muỗng canh giấm táo

Muối và hạt tiêu đen để nếm

Hướng dẫn:

Tạo một nồi hơi đôi, đặt Sous Vide vào đó và đặt ở nhiệt độ 124 F. Nêm cá rô phi với hạt tiêu và muối rồi cho vào túi hút chân không. Giải phóng không khí bằng phương pháp thay thế nước và niêm phong túi. Nhúng nó vào hồ bơi và đặt hẹn giờ trong 1 giờ.

Khi bộ đếm thời gian dừng lại, hãy tháo và mở túi. Đặt chảo trên lửa vừa và thêm bơ và giấm. Đun sôi và khuấy liên tục để giấm giảm một nửa. Thêm cá rô phi và nâu nhẹ. Nêm muối và hạt tiêu theo ý muốn. Phục vụ với một bên rau bơ.

Cá hồi với măng tây

Thời gian chuẩn bị + nấu: 3 tiếng 15 phút | Khẩu phần: 6

Thành phần:

1kg phi lê cá hồi rừng

1 thìa dầu ô liu

1 muỗng canh oregano khô

12 măng tây vừa

4 khoanh hành tây trắng

1 muỗng canh mùi tây tươi

Muối và hạt tiêu đen để nếm

Hướng dẫn:

Nêm phi lê ở cả hai mặt với oregano, muối và hạt tiêu và phết nhẹ bằng dầu ô liu.

Đặt cùng với các thành phần khác trong một chân không lớn, kín. Trộn tất cả các loại gia vị trong một cái bát. Xoa đều hỗn hợp lên cả hai mặt của miếng bít tết và cho vào túi hút chân không lớn. Niêm phong túi và nấu sous vide trong 3 giờ ở 136F.

cà ri cá thu

Thời gian chuẩn bị + nấu: 55 phút | Khẩu phần: 3

Thành phần:

3 miếng phi lê cá thu, bỏ đầu

3 muỗng canh bột cà ri

1 thìa dầu ô liu

Muối và hạt tiêu đen để nếm

Hướng dẫn:

Tạo nồi hơi đôi, cho Sous Vide vào và đặt nhiệt độ ở mức 120 F. Nêm cá thu với tiêu và muối rồi cho vào túi hút chân không. Giải phóng không khí bằng phương pháp thay thế nước, bịt kín và ngâm vào chậu nước và đặt hẹn giờ trong 40 phút.

Khi bộ đếm thời gian dừng lại, hãy tháo và mở túi. Đặt chảo trên lửa vừa, thêm dầu ô liu. Lăn cá thu với bột cà ri (không làm khô cá thu)

Sau khi đun nóng, thêm cá thu và chiên cho đến khi vàng nâu. Ăn kèm với rau lá xanh hấp.

mực hương thảo

Thời gian chuẩn bị + nấu: 1 tiếng 15 phút | Khẩu phần: 3

Thành phần:

1kg mực tươi nguyên con

½ chén dầu ô liu nguyên chất

1 muỗng canh muối hồng Himalaya

1 muỗng canh hương thảo khô

3 tép tỏi, nghiền nát

3 quả cà chua bi, cắt làm đôi

Hướng dẫn:

Rửa kỹ từng con mực dưới vòi nước chảy. Dùng dao sắc, tách đầu và làm sạch từng con mực.

Trong một bát lớn, trộn dầu ô liu với muối, hương thảo khô, cà chua bi và tỏi nghiền. Nhúng mực vào hỗn hợp này và cho vào tủ lạnh trong 1 giờ. Sau đó vớt ra để ráo. Cho mực và cà chua bi vào túi hút chân không lớn. Nấu trong sous vide trong một giờ ở 136 F.

Tôm chiên chanh

Thời gian chuẩn bị + nấu: 50 phút | Khẩu phần: 3

Thành phần:

1 pound tôm, bóc vỏ và bỏ chỉ

3 muỗng canh dầu ô liu

½ chén nước cốt chanh mới vắt

1 tép tỏi, nghiền nát

1 muỗng cà phê hương thảo tươi, nghiền nát

1 muỗng cà phê muối biển

Hướng dẫn:

Trộn dầu ô liu với nước cốt chanh, tỏi nghiền, hương thảo và muối. Sử dụng bàn chải nhà bếp, phủ hỗn hợp lên từng con tôm và cho vào túi hút chân không lớn. Nấu trong sous vide trong 40 phút ở 104 F.

bạch tuộc nướng

Thời gian chuẩn bị + nấu: 5 tiếng 20 phút | Khẩu phần: 3

Thành phần:

½ kg xúc tu bạch tuộc trung bình, đã chần

Muối và hạt tiêu đen để nếm

3 muỗng canh + 3 muỗng canh dầu ô liu

2 muỗng canh oregano khô

2 nhánh mùi tây tươi, xắt nhỏ

Nước đá để tắm nước đá

Hướng dẫn:

Tạo một nồi hơi đôi, đặt Sous Vide vào đó và đặt thành 171F.

Cho bạch tuộc, muối, 3 muỗng cà phê dầu ô liu và hạt tiêu vào túi hút chân không. Giải phóng không khí bằng phương pháp thay thế nước, bịt kín và nhúng túi vào chậu nước. Đặt hẹn giờ trong 5 giờ.

Khi đồng hồ bấm giờ dừng lại, hãy lấy túi ra và đậy nắp chậu nước đá. Đặt nó sang một bên. Làm nóng vỉ nướng.

Khi vỉ nướng nóng, cho bạch tuộc ra đĩa, thêm 3 thìa dầu ô liu và xoa bóp. Nướng bạch tuộc cho đến khi vàng đều cả hai mặt. Trải bạch tuộc ra và trang trí với rau mùi tây và oregano. Ăn kèm với nước chấm ngọt và cay.

bít tết cá hồi hoang dã

Thời gian chuẩn bị + nấu: 1 tiếng 25 phút | Khẩu phần: 4

Thành phần:

2 kg bít tết cá hồi hoang dã

3 tép tỏi, nghiền nát

1 muỗng canh hương thảo tươi, thái nhỏ

1 muỗng canh nước cốt chanh tươi

1 muỗng canh nước cam tươi vắt

1 muỗng cà phê vỏ cam

1 muỗng cà phê muối hồng Himalaya

1 chén nước kho cá

Hướng dẫn:

Kết hợp nước cam với nước cốt chanh, lá hương thảo, tỏi, vỏ cam và muối. Phết hỗn hợp lên từng miếng bít tết và để trong tủ lạnh trong 20 phút. Chuyển sang một túi hút chân không lớn và thêm nước kho cá. Đậy kín túi và nấu sous vide trong 50 phút ở 131 F.

Làm nóng chảo chống dính lớn. Lấy bít tết ra khỏi túi hút chân không và nướng mỗi mặt trong 3 phút cho đến khi cháy xém nhẹ.

cá rô phi hầm

Thời gian chuẩn bị + nấu: 65 phút | Khẩu phần: 3

Thành phần:

1kg phi lê cá rô phi

½ chén hành tây, thái nhỏ

1 chén cà rốt, thái nhỏ

½ chén lá rau mùi, thái nhỏ

3 tép tỏi, thái nhỏ

1 chén ớt chuông xanh thái nhỏ

1 muỗng cà phê hỗn hợp gia vị Ý

1 muỗng cà phê ớt cayenne

½ muỗng cà phê tiêu

1 cốc nước ép cà chua tươi

Muối và hạt tiêu đen để nếm

3 muỗng canh dầu ô liu

Hướng dẫn:

Đun nóng dầu trên lửa vừa. Thêm hành tây xắt nhỏ và chiên cho đến khi trong suốt.

Bây giờ thêm ớt chuông, cà rốt, tỏi, ngò, gia vị Ý, ớt cayenne, tiêu, muối và tiêu đen. Trộn đều và nấu thêm mười phút nữa.

Tắt bếp và chuyển sang một túi hút chân không lớn cùng với nước ép cà chua và phi lê cá rô phi. Nấu sous vide trong 50 phút ở 122 F. Lấy ra khỏi bain-marie và phục vụ.

Chanterelle bơ với hạt tiêu

Thời gian chuẩn bị + nấu: 1 tiếng 30 phút | Khẩu phần: 2

Thành phần:

4 ounces chanterelles đóng hộp

¼ chén rượu trắng khô

1 cọng cần tây, xắt nhỏ

1 mandioquinha hình khối

1 củ hẹ tây

1 lá nguyệt quế

1 muỗng canh tiêu đen

1 thìa dầu ô liu

8 muỗng canh bơ, nhiệt độ phòng

1 muỗng canh mùi tây tươi xắt nhỏ

2 tép tỏi, băm nhỏ

muối để hương vị

1 muỗng cà phê tiêu đen mới xay

¼ chén vụn bánh mì panko

1 bánh mì baguette, thái lát

Hướng dẫn:

Chuẩn bị một bain marie và đặt Sous Vide vào đó. Đặt nhiệt độ ở 154 F. Cho các loại rau mùi, hẹ tây, cần tây, củ cải vàng, rượu vang, hạt tiêu, dầu ô liu và lá nguyệt quế vào túi hút chân không. Giải phóng không khí bằng phương pháp thay thế nước, bịt kín và nhúng túi vào chậu nước. Nướng trong 60 phút.

Sử dụng máy xay sinh tố, đổ bơ, rau mùi tây, muối, tỏi và hạt tiêu đen. Trộn ở tốc độ trung bình cho đến khi kết hợp. Cho hỗn hợp vào túi nhựa và cuộn lại. Cho vào tủ lạnh và để nguội.

Khi hết giờ, vớt ốc và rau ra. Loại bỏ các loại nước ép nấu ăn. Làm nóng chảo trên lửa lớn. Phết bơ lên bánh mì, rắc vụn bánh mì và nấu trong 3 phút cho đến khi tan chảy. Phục vụ với những lát bánh mì nóng.

cá hồi rau mùi

Thời gian chuẩn bị + nấu: 60 phút | Khẩu phần: 4

Thành phần:

2 lb cá hồi, 4 miếng

5 tép tỏi

1 thìa muối biển

4 muỗng canh dầu ô liu

1 chén lá ngò, thái nhỏ

2 muỗng canh hương thảo, thái nhỏ

¼ cốc nước cốt chanh mới vắt

Hướng dẫn:

Làm sạch và rửa cá tốt. Lau khô bằng khăn giấy và chà xát với muối. Kết hợp tỏi với dầu ô liu, rau mùi, hương thảo và nước cốt chanh. Dùng hỗn hợp trên để nhồi từng con cá. Đặt trong một túi niêm phong chân không riêng biệt và niêm phong. Nấu sous vide trong 45 phút ở 131 F.

nhẫn mực

Thời gian chuẩn bị + nấu: 1 tiếng 25 phút | Khẩu phần: 3

Thành phần:

2 chén nhẫn mực

1 muỗng canh hương thảo tươi

Muối và hạt tiêu đen để nếm

½ chén dầu ô liu

Hướng dẫn:

Kết hợp các khoanh mực với hương thảo, muối, tiêu và dầu trong một túi nhựa sạch lớn. Niêm phong túi và lắc một vài lần để phủ đều. Chuyển sang một túi hút chân không lớn và niêm phong. Nấu sous vide trong 1 giờ 10 phút ở 131 F. Lấy ra khỏi bể và phục vụ.

Salad tôm và bơ

Thời gian chuẩn bị + nấu: 45 phút | Khẩu phần: 4

Thành phần:

1 củ hành tím xắt nhỏ

Nước cốt của 2 quả chanh

1 thìa dầu ô liu

¼ muỗng cà phê muối biển

⅛ muỗng cà phê tiêu trắng

1 pound tôm sống, bóc vỏ và bỏ chỉ

1 quả cà chua xắt nhỏ

1 quả bơ thái hạt lựu

1 quả ớt xanh, bỏ hạt và thái nhỏ

1 muỗng canh rau mùi xắt nhỏ

Hướng dẫn:

Chuẩn bị một bain marie và đặt Sous Vide vào đó. Đặt nó thành 148F.

Cho nước cốt chanh, hành tím, muối biển, tiêu trắng, dầu ô liu và tôm vào túi hút chân không. Giải phóng không khí bằng phương pháp thay thế nước, bịt kín và nhúng túi vào chậu nước. Nướng trong 24 phút.

Khi đồng hồ bấm giờ dừng, lấy túi ra và đặt vào bồn nước đá trong 10 phút. Trộn cà chua, bơ, tiêu xanh và rau mùi trong tô. Đổ nội dung của túi từ trên xuống.

Cá tráp bơ với sốt nghệ tây

Thời gian chuẩn bị + nấu: 55 phút | Khẩu phần: 4

Thành phần

4 miếng cá hồng sạch

2 muỗng canh bơ

Muối và hạt tiêu đen để nếm

Đối với nước sốt cam quýt

1 quả chanh

1 quả bưởi

1 quả chanh

3 quả cam

1 muỗng cà phê mù tạt Dijon

2 thìa dầu hạt cải

1 củ hành vàng

1 quả bí xanh

1 muỗng cà phê sợi nghệ tây

1 muỗng cà phê ớt băm nhỏ

1 thìa đường

3 chén nước kho cá

3 muỗng canh rau mùi xắt nhỏ

hướng dẫn

Chuẩn bị một bain marie và đặt Sous Vide vào đó. Đặt ở nhiệt độ 132 F. Nêm phi lê cá hồng với muối và hạt tiêu rồi cho vào túi hút chân không. Giải phóng không khí bằng phương pháp thay thế nước, bịt kín và nhúng túi vào chậu nước. Nướng trong 30 phút.

Gọt vỏ trái cây và cắt thành khối. Đun nóng dầu trong chảo trên lửa vừa và thêm hành tây và zucchini. Chiên trong 2-3 phút. Thêm quả mọng, nghệ tây, hạt tiêu, mù tạt và đường. Nấu thêm 1 phút nữa. Khuấy nước kho cá và nấu trong 10 phút. Trang trí với rau mùi và đặt sang một bên. Khi đồng hồ bấm giờ dừng, lấy cá ra và bày vào đĩa. Rưới nước sốt nghệ tây-cam quýt và phục vụ.

Cá tuyết phi lê sốt kem mè

Thời gian chuẩn bị + nấu: 45 phút | Khẩu phần: 2

Thành phần

1 phi lê cá tuyết lớn

2 muỗng canh bột mè

1 ½ muỗng canh đường nâu

2 muỗng canh nước mắm

2 muỗng canh bơ

Hạt mè

hướng dẫn

Chuẩn bị một bain marie và đặt Sous Vide vào đó. Đặt nó thành 131F.

Ngâm cá tuyết trong hỗn hợp đường nâu, mè và nước mắm. Cho vào túi hút chân không. Giải phóng không khí bằng phương pháp thay thế nước, bịt kín và nhúng túi vào chậu nước. Nướng trong 30 phút. Đun chảy bơ trong chảo trên lửa vừa.

Khi bộ đếm thời gian dừng lại, lấy cá tuyết ra và chuyển vào chảo và đậy nắp trong 1 phút. Dọn ra đĩa. Đổ nước nấu vào chảo và nấu cho đến khi cạn bớt. Thêm 1 thìa bơ và trộn đều. Phủ nước sốt lên cá tuyết và trang trí bằng hạt vừng. Ăn với cơm.

Kem cá hồi với cải bó xôi và sốt mù tạt

Thời gian chuẩn bị + nấu: 55 phút | Khẩu phần: 2

TÔIThành phần

4 phi lê cá hồi không da

1 bó rau bina lớn

½ chén mù tạt Dijon

1 cốc kem sữa

1 cốc rưỡi kem

1 thìa nước cốt chanh

Muối và hạt tiêu đen để nếm

hướng dẫn

Chuẩn bị một bain marie và đặt Sous Vide vào đó. Đặt nhiệt độ thành 115 F. Đặt cá hồi muối vào túi hút chân không. Giải phóng không khí bằng phương pháp thay thế nước, bịt kín và nhúng túi vào chậu nước. Nướng trong 45 phút.

Làm nóng chảo trên lửa vừa và nấu rau bina cho đến khi mềm. Hạ nhiệt và đổ nước cốt chanh, hạt tiêu và muối. Tiếp tục nấu ăn. Làm nóng chảo trên lửa vừa và cho kem nửa rưỡi và mù tạt Dijon vào khuấy đều. Giảm nhiệt và nấu ăn. Nêm với muối và hạt tiêu. Khi bộ đếm thời gian dừng lại, lấy cá hồi ra và đặt vào đĩa. Mưa phùn với nước sốt. Ăn kèm rau muống.

Sa lát ớt sừng sò điệp tươi

Thời gian chuẩn bị + nấu: 55 phút | Khẩu phần: 4

Thành phần

1 cân sò điệp

1 muỗng cà phê bột tỏi

½ muỗng cà phê bột hành

½ muỗng cà phê ớt bột

¼ muỗng cà phê ớt cayenne

Muối và hạt tiêu đen để nếm

Xa lát

3 chén hạt ngô

½ lít cà chua bi cắt đôi

1 quả ớt đỏ thái hạt lựu

2 muỗng canh mùi tây tươi xắt nhỏ

Mặc

1 thìa húng quế tươi

1 quả chanh

hướng dẫn

Chuẩn bị một bain marie và đặt Sous Vide vào đó. Đặt nó thành 122F.

Cho sò điệp vào túi hút chân không. Nêm với muối và hạt tiêu. Trộn bột tỏi, ớt bột, bột hành tây và ớt cayenne trong một cái bát. Đổ vào. Giải phóng không khí bằng phương pháp thay thế nước, bịt kín và nhúng túi vào chậu nước. Nướng trong 30 phút.

Trong khi đó, làm nóng lò ở 400 F. Đặt hạt ngô và ớt đỏ lên khay nướng. Rưới dầu ô liu và nêm muối và hạt tiêu. Nướng trong 5-10 phút. Chuyển sang một cái bát và trộn với rau mùi tây. Trộn đều các thành phần nước sốt trong một cái bát và đổ lên hạt ngô.

Khi bộ đếm thời gian dừng, lấy túi ra và đặt lên chảo nóng. Đóng trong 2 phút cho mỗi bên. Bày ra đĩa, ăn kèm sò điệp và salad. Trang trí với húng quế và lát chanh.

Sò điệp cay xoài

Thời gian chuẩn bị + nấu: 50 phút | Khẩu phần: 4

Thành phần

1 pound sò điệp lớn

1 thìa bơ

Nước xốt

1 thìa nước cốt chanh

2 muỗng canh dầu ô liu

để trang trí, để trang trí, để trang trí

1 muỗng canh vỏ chanh

1 muỗng canh vỏ cam

1 chén xoài xắt nhỏ

1 hạt tiêu serrano, thái lát mỏng

2 muỗng canh lá bạc hà xắt nhỏ

hướng dẫn

Cho sò điệp vào túi hút chân không. Nêm với muối và hạt tiêu. Để nguội trong tủ lạnh qua đêm. Chuẩn bị một bain marie và đặt Sous Vide vào đó. Đặt thành 122 F. Xả không khí bằng phương pháp đẩy nước ra ngoài, bịt kín và ngâm túi vào chậu nước. Nướng trong 15-35 phút.

Làm nóng chảo trên lửa vừa. Trộn đều các thành phần nước sốt trong một cái bát. Khi bộ đếm thời gian dừng, lấy sò điệp ra và cho vào chảo và chiên cho đến khi có màu vàng nâu. Dọn ra đĩa. Rưới nước sốt lên trên và thêm đồ trang trí.

Tỏi tây và tôm với giấm mù tạt

Thời gian chuẩn bị + nấu: 1 tiếng 20 phút | Khẩu phần: 4

TÔIThành phần

6 tỏi tây

5 muỗng canh dầu ô liu

Muối và hạt tiêu đen để nếm

1 củ hẹ, xắt nhỏ

1 muỗng canh giấm gạo

1 muỗng cà phê mù tạt Dijon

1/3 pound tôm nâu nấu chín

Măng tây tươi

hướng dẫn

Chuẩn bị một bain marie và đặt Sous Vide vào đó. Đặt nó thành 183F.

Cắt bỏ phần trên cùng của tỏi tây và loại bỏ các phần dưới cùng. Rửa chúng trong nước lạnh và quăng với 1 muỗng canh dầu ô liu. Nêm với muối và hạt tiêu. Cho vào túi hút chân không. Giải phóng không khí bằng phương pháp thay thế nước, bịt kín và nhúng túi vào chậu nước. Nướng trong 1 giờ.

Trong khi đó, đối với dầu giấm, kết hợp hẹ tây, mù tạt Dijon, giấm và 1/4 chén dầu ô liu trong một cái bát. Nêm với muối và hạt tiêu. Khi bộ đếm thời gian dừng lại, hãy lấy túi ra và đặt vào bồn nước đá. Để nguội. Đặt tỏi tây vào 4 đĩa và nêm muối. Thêm tôm và mưa phùn với vinaigrette. Trang trí với mùi tây.

Canh tôm cốt dừa

Thời gian chuẩn bị + nấu: 55 phút | Khẩu phần: 6

Thành phần

8 con tôm sống lớn, bóc vỏ và bỏ chỉ

1 thìa bơ

Muối và hạt tiêu đen để nếm

cho súp

1 kg bí xanh

4 thìa nước cốt chanh

2 củ hành vàng, xắt nhỏ

1-2 quả ớt đỏ nhỏ, thái nhỏ

1 nhánh sả, chỉ lấy phần trắng, thái nhỏ

1 muỗng canh mắm tôm

1 thìa đường

1½ chén nước cốt dừa

1 muỗng cà phê bột me

1 cốc nước

½ cốc nước cốt dừa

1 muỗng canh nước mắm

2 muỗng canh húng quế tươi, xắt nhỏ

hướng dẫn

Chuẩn bị một bain marie và đặt Sous Vide vào đó. Đặt nhiệt độ thành 142 F. Cho tôm và bơ vào túi có thể hút chân không. Nêm với muối và hạt tiêu. Giải phóng không khí bằng phương pháp thay thế nước, bịt kín và nhúng túi vào chậu nước. Nướng trong 15-35 phút.

Trong khi đó, gọt vỏ zucchini và loại bỏ hạt. Cắt thành khối. Trong một bộ xử lý thực phẩm, thêm hành tây, sả, hạt tiêu, mắm tôm, đường và 1/2 chén nước cốt dừa. Trộn cho đến khi bạn có được một hỗn hợp nhuyễn.

Đun nóng soong trên lửa nhỏ và khuấy trong hỗn hợp hành tây, nước cốt dừa còn lại, bột me và nước. Thêm zucchini và nấu trong 10 phút.

Khi đồng hồ bấm giờ dừng lại, lấy tôm ra và thêm vào súp. Đánh kem dừa, nước cốt chanh và húng quế. Phục vụ trong bát súp.

Mì Soba cá hồi mật ong

Thời gian chuẩn bị + nấu: 40 phút | Khẩu phần: 4

Thành phần

cá hồi

6 oz phi lê cá hồi, còn da

Muối và hạt tiêu đen để nếm

1 muỗng cà phê dầu mè

1 chén dầu ô liu

1 muỗng canh gừng tươi, nạo

2 thìa mật ong

soba mè

4 ounce mì soba khô

1 thìa dầu hạt nho

2 tép tỏi, băm nhỏ

½ đầu súp lơ

3 thìa tahini

1 muỗng cà phê dầu mè

2 muỗng canh dầu ô liu

¼ quả chanh vắt

1 cọng hành lá thái nhỏ

¼ chén rau mùi, xắt nhỏ

1 muỗng cà phê hạt anh túc rang

Những lát chanh để trang trí

Hạt vừng để trang trí

2 muỗng canh rau mùi, xắt nhỏ

hướng dẫn

Chuẩn bị một bain marie và đặt Sous Vide vào đó. Đặt thành 123 F. Nêm cá hồi với muối và hạt tiêu. Trộn dầu mè, dầu ô liu, gừng và mật ong trong một cái bát. Cho cá hồi và hỗn hợp vào túi hút chân không. Cân bằng tốt. Giải phóng không khí bằng phương pháp thay thế nước, bịt kín và nhúng túi vào chậu nước. Nướng trong 20 phút.

Trong khi đó, chuẩn bị mì soba. Đun nóng dầu hạt nho trong chảo ở nhiệt độ cao và chiên súp lơ và tỏi trong 6-8 phút. Trộn đều tahini, dầu ô liu, dầu mè, nước cốt chanh, rau mùi, hẹ và hạt mè nướng trong một cái bát. Xả mì ống và thêm vào súp lơ.

Làm nóng chảo trên lửa lớn. Che với một tờ giấy nướng. Khi bộ đếm thời gian dừng, lấy cá hồi ra và cho vào chảo. Nướng trong 1 phút. Cho mì ống vào hai bát và thêm cá hồi. Trang trí với chanh, hạt anh túc và rau mùi.

Tôm hùm sốt mayonnaise

Thời gian chuẩn bị + nấu: 40 phút | Khẩu phần: 2

Thành phần

2 đuôi tôm hùm

1 thìa bơ

2 củ hành ngọt, xắt nhỏ

3 muỗng canh sốt mayonaise

muối để hương vị

Một nhúm hạt tiêu đen

2 thìa nước cốt chanh

hướng dẫn

Chuẩn bị một bain marie và đặt Sous Vide vào đó. Đặt nó thành 138F.

Đun sôi nước trong nồi trên lửa lớn. Mở vỏ đuôi tôm hùm và nhấn chìm chúng trong nước. Nướng trong 90 giây. Chuyển sang bồn nước đá. Để nguội trong 5 phút. Phá vỡ vỏ và loại bỏ đuôi.

Đặt đuôi bơ trong túi hút chân không. Giải phóng không khí bằng phương pháp thay thế nước, bịt kín và nhúng túi vào chậu nước. Nướng trong 25 phút.

Khi bộ đếm thời gian dừng lại, loại bỏ các đuôi và làm khô. Ghế phụ. Để nguội trong 30 phút. Trộn sốt mayonnaise, hành ngọt, hạt tiêu và nước cốt chanh trong một cái bát. Cắt đuôi, thêm vào hỗn hợp mayonnaise và trộn đều. Ăn kèm với bánh mì nướng.

tiệc cocktail tôm

Thời gian chuẩn bị + nấu: 40 phút | Khẩu phần: 2

Thành phần

1 pound tôm, bóc vỏ và bỏ chỉ

Muối và hạt tiêu đen để nếm

4 muỗng canh thì là tươi, xắt nhỏ

1 thìa bơ

4 muỗng canh sốt mayonaise

2 muỗng canh hành lá, xắt nhỏ

2 muỗng cà phê nước cốt chanh mới vắt

2 muỗng canh cà chua xay nhuyễn

1 muỗng canh sốt tabasco

4 cuộn ăn tối hình chữ nhật

8 lá xà lách

½ quả chanh cắt thành lát

hướng dẫn

Chuẩn bị một bain marie và đặt Sous Vide vào đó. Đặt thành 149 F. Khuấy sốt mayonnaise, hẹ, nước cốt chanh, cà chua xay nhuyễn và sốt Tabasco để làm gia vị. Nêm với muối và hạt tiêu.

Cho tôm và gia vị vào túi hút chân không. Cho 1 thìa thì là và 1/2 thìa bơ vào mỗi gói. Giải phóng không khí bằng phương pháp thay thế nước, bịt kín và nhúng túi vào chậu nước. Nướng trong 15 phút.

Làm nóng lò ở nhiệt độ 400 F. và nướng các cuộn trong 15 phút. Khi bộ đếm thời gian dừng lại, hãy lấy túi ra và làm trống. Cho tôm vào bát nước sốt và trộn đều. Phục vụ trên cuộn salad chanh.

Cá hồi chanh của Herby

Thời gian chuẩn bị + nấu: 45 phút | Khẩu phần: 2

Thành phần

2 phi lê cá hồi không da

Muối và hạt tiêu đen để nếm

¾ chén dầu ô liu nguyên chất

1 củ hẹ, cắt thành vòng mỏng

1 muỗng canh lá húng quế, thái nhỏ

1 muỗng cà phê hạt tiêu

3 ounce rau xanh hỗn hợp

1 quả chanh

hướng dẫn

Chuẩn bị một bain marie và đặt Sous Vide vào đó. Đặt nó thành 128F.

Đặt cá hồi và nêm muối và hạt tiêu trong túi hút chân không. Thêm vòng hành tây, dầu ô liu, hạt tiêu và húng quế. Giải phóng không khí bằng phương pháp thay thế nước, bịt kín và nhúng túi vào chậu nước. Nướng trong 25 phút.

Khi đồng hồ bấm giờ dừng, lấy túi ra và chuyển cá hồi ra đĩa. Trộn nước ép nấu ăn với một ít nước cốt chanh và cho phi lê cá hồi lên trên. Phục vụ.

đuôi tôm hùm muối

Thời gian chuẩn bị + nấu: 1 tiếng 10 phút | Khẩu phần: 2

Thành phần

8 muỗng canh bơ

2 đuôi tôm hùm, bỏ vỏ

2 nhánh tarragon tươi

2 thìa cây xô thơm

muối để hương vị

chanh lát

hướng dẫn

Chuẩn bị một bain marie và đặt Sous Vide vào đó. Đặt nó thành 134F.

Cho đuôi tôm hùm, bơ, muối, cây xô thơm và ngải giấm vào túi hút chân không. Giải phóng không khí bằng phương pháp thay thế nước, bịt kín và nhúng túi vào chậu nước. Nướng trong 60 phút.

Khi đồng hồ bấm giờ dừng, lấy túi ra và đặt tôm hùm lên đĩa. Rắc bơ. Trang trí với lát chanh.

Mỳ trứng cá hồi súp lơ Thái

Thời gian chuẩn bị + nấu: 55 phút | Khẩu phần: 2

Thành phần

2 miếng phi lê cá hồi có da

Muối và hạt tiêu đen để nếm

1 thìa dầu ô liu

4½ muỗng canh nước tương

2 muỗng canh gừng tươi băm nhỏ

2 quả ớt thái lát mỏng

6 muỗng canh dầu mè

4 oz mì trứng chuẩn bị

6 ounce súp lơ nấu chín

5 muỗng cà phê hạt mè

hướng dẫn

Chuẩn bị một bain marie và đặt Sous Vide vào đó. Đặt ở nhiệt độ 149 F. Chuẩn bị khay nướng có lót giấy bạc và đặt cá hồi lên, nêm muối và tiêu rồi đậy bằng một tờ giấy bạc khác. Nướng trong lò trong 30 phút.

Chuyển cá hồi đã nấu chín vào túi hút chân không. Giải phóng không khí bằng phương pháp thay thế nước, bịt kín và nhúng túi vào chậu nước. Nướng trong 8 phút.

Trộn gừng, ớt, 4 muỗng canh nước tương và 4 muỗng canh dầu mè vào tô. Khi đồng hồ bấm giờ dừng, lấy túi ra và chuyển cá hồi vào tô mì. Trang trí với hạt nướng và da cá hồi. Rưới nước sốt gừng-ớt và phục vụ.

cá vược nhẹ với thì là

Thời gian chuẩn bị + nấu: 35 phút | Khẩu phần: 3

Thành phần

1 pound cá vược Chile, không da

1 thìa dầu ô liu

Muối và hạt tiêu đen để nếm

1 muỗng canh thì là

hướng dẫn

Chuẩn bị một bain marie và đặt Sous Vide vào đó. Đặt ở nhiệt độ 134 F. Nêm cá vược với muối và hạt tiêu rồi cho vào túi hút chân không. Thêm thì là và dầu ô liu. Giải phóng không khí bằng phương pháp thay thế nước, bịt kín và nhúng túi vào chậu nước. Nướng trong 30 phút. Khi đồng hồ bấm giờ dừng, bỏ túi ra và chuyển cá vược sang đĩa.

Frittata tôm ớt ngọt

Thời gian chuẩn bị + nấu: 40 phút | Khẩu phần: 6

Thành phần

1½ kg tôm

3 quả ớt đỏ khô

1 thìa gừng nạo

6 tép tỏi, băm nhỏ

2 muỗng canh rượu sâm banh

1 muỗng canh nước tương

2 muỗng canh đường

½ muỗng cà phê bột bắp

3 củ hành xanh, xắt nhỏ

hướng dẫn

Chuẩn bị một bain marie và đặt Sous Vide vào đó. Đặt thành 135F.

Trộn gừng, tép tỏi, ớt, rượu sâm banh, đường, nước tương và bột bắp. Cho tôm đã bóc vỏ cùng với hỗn hợp vào túi hút chân không. Giải phóng không khí bằng phương pháp thay thế nước, đóng lại và ngâm trong bồn nước. Nướng trong 30 phút.

Đặt hành lá vào chảo trên lửa vừa. Thêm dầu và nấu trong 20 giây. Khi bộ đếm thời gian dừng, lấy tôm đã nấu chín ra và cho vào tô. Trang trí với hành tây. Ăn với cơm.

Tôm trái cây Thái Lan

Thời gian chuẩn bị + nấu: 25 phút | Khẩu phần: 4

Thành phần

2 pound tôm, bóc vỏ và bỏ chỉ

4 miếng đu đủ gọt vỏ và xắt nhỏ

2 củ hẹ, thái lát

¾ chén cà chua bi, giảm một nửa

2 muỗng canh húng quế, xắt nhỏ

¼ chén đậu phộng rang khô

sốt Thái

¼ chén nước cốt chanh

6 muỗng canh đường

5 muỗng canh nước mắm

4 tép tỏi

4 quả ớt đỏ nhỏ

hướng dẫn

Chuẩn bị một bain marie và đặt Sous Vide vào đó. Đặt nhiệt độ thành 135 F. Đặt tôm vào túi có thể hút chân không. Giải phóng không khí bằng phương pháp thay thế nước, bịt kín và nhúng túi vào chậu nước. Nướng trong 15 phút. Trộn đều nước cốt chanh, nước mắm và đường trong một cái bát. Xay nhuyễn tỏi và ớt bột. Thêm vào hỗn hợp gia vị.

Khi bộ đếm thời gian dừng lại, lấy tôm ra khỏi túi và đặt vào một cái bát. Thêm đu đủ, rau húng thái, hành tây, cà chua và đậu phộng. Men với nước sốt.

Món tôm chanh kiểu Dublin

Thời gian chuẩn bị + nấu: 1 tiếng 15 phút | Khẩu phần: 4

Thành phần

4 muỗng canh bơ

2 thìa nước cốt chanh

2 tép tỏi tươi, băm nhỏ

1 muỗng cà phê vỏ chanh tươi

Muối và hạt tiêu đen để nếm

1 pound tôm jumbo, bóc vỏ và bỏ chỉ

½ chén bột panko

1 muỗng canh mùi tây tươi, xắt nhỏ

hướng dẫn

Chuẩn bị một bain marie và đặt Sous Vide vào đó. Đặt thành 135F.

Đun nóng 3 muỗng canh bơ trong chảo trên lửa vừa và thêm nước cốt chanh, muối, hạt tiêu, tỏi và kem. Để nguội trong 5 phút. Cho tôm và hỗn hợp vào túi hút chân không. Giải phóng không khí bằng phương pháp thay thế nước, bịt kín và nhúng túi vào chậu nước. Nướng trong 30 phút.

Trong khi đó, làm nóng bơ và nướng bột panko trong một cái chảo vừa. Khi đồng hồ bấm giờ dừng lại, lấy tôm ra và đặt vào chảo nóng trên lửa lớn và nấu với nước nấu. Cho vào 4 bát súp và rắc vụn bánh mì lên trên.

Sò điệp sốt tiêu tỏi

Thời gian chuẩn bị + nấu: 75 phút | Khẩu phần: 2

Thành phần

2 muỗng canh cà ri vàng

1 thìa tương cà chua

½ cốc nước cốt dừa

1 muỗng cà phê nước mắm tỏi

1 thìa nước cốt chanh

6 con sò điệp

Để phục vụ, nấu gạo lức

rau mùi tươi, xắt nhỏ

hướng dẫn

Chuẩn bị một bain marie và đặt Sous Vide vào đó. Đặt nó thành 134F.

Trộn đều nước cốt dừa, bột cà chua, bột cà ri, nước cốt chanh và nước sốt tỏi ớt. Cho hỗn hợp với sò điệp vào túi hút chân không. Giải phóng không khí bằng phương pháp thay thế nước, bịt kín và nhúng túi vào chậu nước. Nướng trong 60 phút.

Khi đồng hồ bấm giờ dừng, lấy túi ra và chuyển sang đĩa. Phục vụ cơm gạo lứt và trên cùng với sò điệp. Trang trí với rau mùi.

Mì cà ri tôm

Thời gian chuẩn bị + nấu: 25 phút | Khẩu phần: 2

Thành phần

1 pound tôm, còn đuôi

8 ounces bún, nấu chín và ráo nước

1 muỗng cà phê rượu gạo

1 thìa bột cà ri

1 muỗng canh nước tương

1 củ hành lá, thái lát

2 muỗng canh dầu thực vật

hướng dẫn

Chuẩn bị một bain marie và đặt Sous Vide vào đó. Đặt thành 149 F. Đặt tôm vào túi có thể hút chân không. Giải phóng không khí bằng phương pháp thay thế nước, bịt kín và nhúng túi vào chậu nước. Nướng trong 15 phút.

Đun nóng dầu trong chảo trên lửa vừa và thêm rượu gạo, cà ri và nước tương. Trộn đều và thêm mì ống. Khi bộ đếm thời gian dừng lại, lấy tôm ra và thêm vào hỗn hợp mì ống. Trang trí với hành lá.

Kem cá tuyết với mùi tây

Thời gian chuẩn bị + nấu: 40 phút | Khẩu phần: 6

Thành phần

cho cá tuyết

6 phi lê cá tuyết

muối để hương vị

1 thìa dầu ô liu

3 nhánh mùi tây tươi

cho nước sốt

1 chén rượu trắng

1 cốc rưỡi kem

1 củ hành trắng thái nhỏ

2 muỗng canh thì là, xắt nhỏ

2 muỗng cà phê tiêu đen

hướng dẫn

Chuẩn bị một bain marie và đặt Sous Vide vào đó. Đặt nó thành 148F.

Cho cá tuyết phi lê đã tẩm gia vị vào túi hút chân không. Thêm dầu ô liu và mùi tây. Giải phóng không khí bằng phương pháp thay thế nước, bịt kín và nhúng túi vào chậu nước. Nướng trong 30 phút.

Làm nóng chảo trên lửa vừa, thêm rượu, hành tây, hạt tiêu đen và nấu cho đến khi giảm bớt. Khuấy kem nửa rưỡi cho đến khi đặc lại. Khi đồng hồ bấm giờ dừng lại, đặt cá và rưới sốt lên.

Rillettes nồi kiểu Pháp với cá hồi

Thời gian chuẩn bị + nấu: 2 tiếng 30 phút | Khẩu phần: 2

Thành phần

½ pound phi lê cá hồi, bỏ da

1 muỗng cà phê muối biển

6 muỗng canh bơ

1 củ hành tây xắt nhỏ

1 tép tỏi, băm nhỏ

1 thìa nước cốt chanh

hướng dẫn

Chuẩn bị một bain marie và đặt Sous Vide vào đó. Đặt nhiệt độ ở 130 F. Cho cá hồi, bơ không ướp muối, muối biển, tép tỏi, hành tây và nước cốt chanh vào túi hút chân không. Giải phóng không khí bằng phương pháp thay thế nước, bịt kín và nhúng túi vào chậu nước. Nướng trong 20 phút.

Khi đồng hồ bấm giờ dừng, lấy cá hồi ra và chuyển vào 8 bát nhỏ. Nêm với nước trái cây nấu ăn. Để nguội trong tủ lạnh trong 2 giờ. Phục vụ với những lát bánh mì nướng.

Cá hồi sốt khoai tây nghiền

Thời gian chuẩn bị + nấu: 1 tiếng 30 phút | Khẩu phần: 2

Thành phần

2 miếng phi lê cá hồi có da

2 muỗng canh dầu ô liu

2 nhánh cây xô thơm

4 tép tỏi

3 củ khoai tây gọt vỏ và xắt nhỏ

¼ chén nước cốt dừa

1 bó cải cầu vồng

1 thìa gừng nạo

1 muỗng canh nước tương

muối biển để hương vị

hướng dẫn

Chuẩn bị một bain marie và đặt Sous Vide vào đó. Đặt nhiệt độ ở 122 F. Cho cá hồi, cây xô thơm, tỏi và dầu ô liu vào túi hút chân không. Giải phóng không khí bằng phương pháp thay thế nước, bịt kín và nhúng túi vào chậu nước. Nướng trong 1 giờ.

Làm nóng lò ở nhiệt độ 375 F. Phết dầu lên khoai tây và nướng trong 45 phút. Cho khoai tây vào máy xay sinh tố và thêm nước cốt dừa. Nêm với muối và hạt tiêu. Đánh trong 3 phút cho đến khi mịn.

Đun nóng dầu trong chảo trên lửa vừa và thêm gừng, củ cải Thụy Sĩ và nước tương.

Khi đồng hồ bấm giờ dừng, lấy cá hồi ra và đặt lên chảo nóng. Chiên trong 2 phút. Chuyển sang đĩa, thêm khoai tây nghiền và thêm than để phục vụ.

Bát bạch tuộc thì là

Thời gian chuẩn bị + nấu: 60 phút | Khẩu phần: 4

Thành phần

Bạch tuộc nặng 1kg

1 thìa dầu ô liu

1 muỗng canh nước cốt chanh tươi

Muối và hạt tiêu đen để nếm

1 muỗng canh thì là

hướng dẫn

Chuẩn bị một bain marie và đặt Sous Vide vào đó. Đặt nhiệt độ thành 134 F. Đặt bạch tuộc vào túi hút chân không. Giải phóng không khí bằng phương pháp thay thế nước, bịt kín và nhúng túi vào chậu nước. Nướng trong 50 phút. Khi bộ đếm thời gian dừng lại, lấy bạch tuộc ra và lau khô. Trộn bạch tuộc với một ít dầu ô liu và nước cốt chanh. Nêm muối, hạt tiêu và thì là.

Cá hồi muối sốt Hollandaise

Thời gian chuẩn bị + nấu: 1 tiếng 50 phút | Khẩu phần: 4

TÔIThành phần

4 miếng phi lê cá hồi

muối để hương vị

Hollandaise sauce

4 muỗng canh bơ

1 lòng đỏ trứng gà

1 thìa nước cốt chanh

1 muỗng cà phê nước

½ củ hẹ thái hạt lựu

Một nhúm ớt bột

hướng dẫn

Nêm cá hồi với muối. Để nguội trong 30 phút. Chuẩn bị một bain marie và đặt Sous Vide vào đó. Đặt nhiệt độ thành 148 F. Đặt tất cả các thành phần nước sốt vào túi có thể hút chân không. Giải phóng không khí bằng phương pháp thay thế nước, bịt kín và nhúng túi vào chậu nước. Nướng trong 45 phút.

Khi bộ đếm thời gian dừng lại, hãy tháo túi ra. Đặt nó sang một bên. Hạ nhiệt độ sous vide xuống 120 F và đặt cá hồi vào túi hút chân không. Giải phóng không khí bằng phương pháp thay thế nước, bịt kín và nhúng túi vào chậu nước. Nướng trong 30 phút. Cho nước sốt vào máy xay sinh tố và xay cho đến khi có màu vàng nhạt. Khi bộ đếm thời gian dừng lại, lấy cá hồi ra và lau khô. Phục vụ với nước sốt.

215

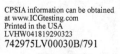

CPSIA information can be obtained
at www.ICGtesting.com
Printed in the USA
LVHW041819290323
742975LV00030B/791